Wir sind nicht Menschen,
die spirituelle Erfahrungen machen,
sondern spirituelle Wesen,
die menschliche Erfahrungen machen.

Willigis Jäger

Zur Information für alle Leserinnen und Leser:

In diesem Buch ist das Buch „Toularion – Blitzheilung aus Atlantis“ teilweise am Schluss integriert. Wundere dich bitte nicht über den Schreibstil – es waren meine ersten Gehversuche im schriftstellerischen Bereich.

Inhalt

Vorwort

Da saß ich nun mit der Vorgabe, eine erweiterte Ausgabe von Toularion zu schreiben. Das erfüllte mich zum einen mit Begeisterung, zum anderen machte es mir auch Kopfzerbrechen. Das kleine Büchlein über Toularion hatte, allen bösen A….-Kritiken im Internet zum Trotz, super Verkaufszahlen. Noch dazu war es mein erstes veröffentlichtes Buch.

Es gibt leider nicht viele Bücher, die sich mit Atlantis befassen und durch und durch positiv sind.

Als ich damals mit Atlantis in Berührung kam, suchte ich verzweifelt Lektüre, die mich dort abholte, wo ich damals stand. Leider war für meinen Geschmack sehr wenig darunter, was ich persönlich mit Atlantis verbinde. Es ist ja auch schwierig, den Bogen zwischen etwas zu spannen, was sich nicht beweisen lässt.

Spricht man über die alten Ägypter, hat man sofort die Pyramiden vor Augen. Auch Inkas, Mayas, Azteken haben ihre Spuren hinterlassen. Atlantis und Lemurien dagegen nicht.

Vor einigen Jahren durfte ich für die Bildzeitung ein paar Worte zum Thema Atlantis schreiben. Ein Geschichtsprofessor als Experte wurde mir in dem Artikel gegenübergestellt. Atlantis sei nur eine Erfindung Platons, war seine Meinung. Der Artikel sollte das Sommerloch füllen. Ein Sommerloch schien es in jenem speziellen Sommer nicht gegeben zu haben, denn der Artikel verschwand im Nirwana der Zeitung. Oder eben genau in diesem Loch.

Es ist wirklich spannend, wie wenig greifbar das sagenumwobene Atlantis ist, und doch beschäftigt es schon so lange die Gemüter. Ehrlich gesagt, ist es mir inzwischen egal. Ich bin weder Wissenschaftlerin noch allwissend, sondern einfach nur ein Medium.

Ein Medium ist zwar für viele Menschen nicht weniger exotisch als Atlantis, würde ich jetzt sagen, wenn ich sarkastisch wäre, doch ich kann mir das gerade noch so verkneifen.

Ich liebe meinen Beruf. Und ich bin dankbar um jede Minute, die Toularion mir nahe ist. Mein atlantischer Geistführer hat mich so viel gelehrt, mir so zahlreiche Tore geöffnet – spielt es da für mich eine Rolle, ob es Atlantis wirklich gegeben hat, und wie ich es beweisen muss?

Die atlantische Energie ist für mich Synonym für das, worauf wir augenblicklich in der Welt zusteuern. Man mag mir Schwarzsehen unterstellen, doch ich glaube fest, dass wir unaufhaltsam in eine Wirtschaftskrise steuern. Auch Atlantis hatte, zumindest der Sage nach, seinen Untergang in der Blüte seiner Zeit. Wir werden nicht untergehen, aber harten Zeiten entgegengehen. Die atlantische Energie ist momentan so leicht zu channeln wie noch nie. Diese Energie, diese tiefe Liebe, die uns Toularion und sein Hoher Rat entgegenbringen, wollen sich wie ein schützender Mantel um uns legen. Uns zeigen, dass wir – und zwar jeder Einzelne von uns – die Welt zu einem besseren Ort machen können. Aussteigen aus der kollektiven Angst, nicht jammern. Sondern mit offenem Herzen nach vorne gehen, die Ärmel hochkrempeln und verstehen, dass wir unsere Herzen wieder öffnen müssen. Dieses versteinerte Schubladendenken ist Schnee von gestern.

Wir alle sind Menschen auf dem gleichen Planeten. Keiner ist aufgrund seines Geburtsortes ein besserer oder schlechterer Mensch als der andere. Was uns unterscheidet ist, ob wir mit unserem Herzen sehen, oder durch unsere Ängste.

Schauen wir uns einen jungen Menschen wie Greta Thunberg an. Keiner polarisiert derzeit so extrem wie sie. Es wird über sie hergezogen; unterstellt, dass die Eltern alles bewusst inszeniert haben. Können wir uns nicht einfach freuen, dass da quasi ein Gretchen Müller ist, das es geschafft hat, Zugang zu den großen Politikern zu bekommen und seine Meinung kundtun kann? Zeigt uns Greta nicht, was ein junges, schwedisches Mädchen erreichen kann, das bis vor kurzem noch keiner kannte? Sie setzt sich für etwas ein, was unser aller Ziel sein sollte: Der Schutz der Erde! Wenn ein Nobody solche Wellen schlagen kann – man möge mir den Begriff Nobody verzeihen –, können wir dann nicht alle erreichen, uns für etwas Besseres auf diesem Planeten einzusetzen? Könnten wir, anstatt zu meckern, uns davon nicht anstecken lassen und einfach unseren Teil zum liebevollen, umweltbewussten Miteinander auf diesem Erdball beitragen? Anstatt zu jammern, selbst etwas tun?

Fassen wir uns an die eigene Nase und halten fest: Wir werden gebraucht! Wir brauchen weder Angst, noch Rassismus, noch diese Haarspalterei der Machtspiele. Was es braucht sind Verantwortungsbewusstsein, ein Blick für die Umwelt und unsere Herzen, die wieder aus der Versenkung kommen dürfen. Jeder Einzelne ist gefragt, und zwar für ein friedliches Miteinander. Schluss damit, mit dem Finger auf andere zu zeigen. Ich möchte dich, liebe Leserin, und dich, lieber Leser, animieren, dich an deine eigene Nase zu fassen und mit anzupacken. Jede Geste zählt!

Denke bitte nie, du bist nicht wichtig auf dieser Welt. Jeder von uns ist wichtig, und jeder kann etwas erreichen.

Deine Silke

Der Ruf von Atlantis

Du hast zu diesem Buch gegriffen, ob mit Begeisterung oder ohne. Aber du kannst dir sicher sein: Auch du bist ein sogenanntes Atlantis-Kind .

Auch ich habe mich dagegen lange gesträubt, wollte ich doch unbedingt für bodenständige Spiritualität stehen, und für mich war Atlantis absolut abgehoben. Und etwas, was sich nicht beweisen lässt...

Genau mit dieser Einstellung bin ich das Thema Spiritualität angegangen. Was bin ich dankbar, dass mich die Geistige Welt geduldig gelehrt hat, über den Tellerrand hinaus zu schauen.

Doch was verbindet dich wirklich mit Atlantis? Was war deine Aufgabe, dein Lebensplan?

In meinen Atlantis-Seminaren führe ich die Menschen oft für einen Moment in die Zeit von Atlantis zurück und lasse sie wahrnehmen, was sie sehen oder spüren. Ich fordere sie auf, insbesondere auf das Amulett zu achten, und bitte sie, sich die Symbolik darauf genau einzuprägen. Gerne mache ich das an dieser Stelle hier mit dir. Du kannst dir den Text gerne durchlesen, dann im Kopf in deinen eigenen Worten wiederholen, oder du sprichst ihn dir auf die Sprachmemo auf deinem Handy und spielst ihn dann ab. Lege dir Papier und Bleistift daneben, damit du dir anschließend alle Eindrücke notieren kannst.

Eintauchen in die eigene Atlantisenergie

Bitte deine Hirnfrequenz, sich langsam auf 6,8 Hertz abzusenken, und erlaube deinem Körper, in die absolute Entspannung zu gehen. Lege deine Hände auf deinen Herzbereich und nimm dir für einen Moment Zeit, deinen Herzschlag zu beobachten. Die Kommunikation mit deinem atlantischen Geistführer erfolgt immer über dein Herz.

Stell dir jetzt vor, wie sich dein Herzbereich öffnet und deine Liebe sich mit der universellen Liebe vermischt. Ganz bewusst öffnest du dein Energiefeld für die Liebe. Schicke jetzt drei Menschen deiner Wahl für einen Moment deine Liebesenergie.

Du bittest nun dein Hirn, sich auf die Frequenz von 5,4 Hertz abzusenken. Dann tauche einen Moment in das Gefühl der Dankbarkeit ein. Wofür bist du heute dankbar? Nimm dir einen Moment Zeit, dich von Herzen zu bedanken.

Spüre jetzt für einen Moment in dich hinein. Wandern deine Gedanken zu anderen Themen? Dann lass es ruhig zu, verbiege dich nicht, um diese Meditation anzuhören, sondern vertraue deinem Unterbewusstsein.

Bitte jetzt deinen atlantischen Geistführer, dich in seine Präsenz zu hüllen und deinem Körper die nötige Geborgenheit zu geben, um den Geist ohne Sorge nach Atlantis reisen zu lassen. Du kannst spüren, wie du in eine goldene Lichtkugel gehüllt wirst, die dich höher und höher zieht, während dein Körper zurückbleibt. Du lässt dich einfach fallen und formulierst die Absicht, einen intensiven Einblick in dein atlantisches Vorleben zu bekommen. Du spürst, wie die goldene Lichtku-

gel sanft zur Landung ansetzt. Du atmest einen Moment tief ein und aus und machst dir bitte Folgendes bewusst:

Wenn du jetzt in deinem Tempo die Lichtkugel verlässt, bist du zurück in deiner atlantischen Inkarnation. Du öffnest jetzt langsam deine Lichtkugel und betrittst einen wunderschönen Sandstrand. Bitte konzentriere dich jetzt auf deine Füße. Wie sehen sie aus? Sind es männliche oder weibliche Füße? Hast du Schuhe an, oder bist du barfuß? Schau dich für einen Moment um. Die Sonne scheint angenehm warm, die sanfte Meeresbrise gibt dir Ruhe und ist dir wohl vertraut.

In der Ferne siehst du einen Weg, der einen steilen Hügel hinaufführt. Freudig steuerst du darauf zu, denn auch dieser Weg ist dir wohl bekannt. Im Sauseschritt eilst du den Hügel hoch, und dann stockt dir für einen Moment regelrecht der Atem.

Zu deinen Füßen liegt deine atlantische Heimatstadt. Die Häuser leuchten in der Sonne, und du registrierst genau, dass der Mittelpunkt die gläserne Pyramide von Atlantis ist. Zielstrebig läufst du genau auf dein Haus zu, weißt ganz genau, wo es steht. Du öffnest die Gartentür, stehst in deinem wunderschönen Garten. Alles ist so liebevoll und vertraut. Du nimmst bewusst drei tiefe Atemzüge und gehst dann in das Haus hinein. In der großen Eingangshalle steht ein wunderschöner Spiegel. Du stellst dich davor und betrachtest dich für einen Moment. Du speicherst ab, wie du in diesem Leben aussiehst, und spürst eine freudige Erregung in dir. Das bist du, und doch nicht du. Deine Gefühle fahren Achterbahn, aber du genießt jeden Moment. Es ist ein Gefühl, als würdest du zu Hause ankommen. Endlich ankommen!

Du bist in der Inkarnation, die deine spirituellen Wurzeln maßgeblich mitgeprägt hat. Wie selbstverständlich gehst du jetzt in dein spirituelles Arbeitszimmer. An einer weißen Wand hängt dein ganz persönliches Atlantis-Amulett. Du betrachtest es, streichst sanft mit der Hand darüber, sodass du alle Materialien spüren kannst. Wärme breitet sich in dir aus, und dein Herz beginnt für einen Moment schneller zu schlagen. Bitte präge dir dein Amulett jetzt so gut ein, dass du es später für dich aufmalen kannst. Du nimmst es jetzt bewusst vom Haken an der Wand und bist dir sehr wohl bewusst, dass du, sobald du das Amulett umlegst, deine atlantische Spiritualität wie einen Film vor deinem inneren Auge ablaufen siehst. Ich gebe dir jetzt einen Moment Zeit, damit du deinen eigenen Film ganz bewusst genießen kannst.

Mache dir bitte bewusst, dass du mühelos an das tiefe Heilwissen und die Medialität anknüpfen kannst, wenn du dich in Zukunft in Gedanken mit deinem Amulett verbindest. Dann hängst du dein Amulett wieder zurück an die Wand, streichst noch einmal darüber und weißt, du kannst jederzeit wiederkommen, um wieder ein Türchen deines alten Wissens zu öffnen.

Du hast neue Energien getankt. Beschwingt gehst du den Weg zum Strand zurück, wo deine goldene Energiekugel auf dich wartet. Du lässt dich liebevoll von ihr einhüllen, und quer durch Raum und Zeit geht es zurück zu deinem Körper im Jetzt. Du bedankst dich bei deinem Geistführer, dass er dir Geborgenheit gegeben hat, und kommst in deinem Tempo in das Hier und Jetzt zurück.

Das Amulett ist ein wichtiges Zeichen der alten Atlanter, das damals Zugang zu der heiligen Pyramide verschaffte und alles Heilwissen und die tiefe Spiritualität abspeicherte. Eine Verbindung zu seinem Amulett kann auch in der heutigen Zeit Energietüren öffnen. Solltest du dein Amulett nicht gesehen haben, beunruhige dich nicht. Lass dir Zeit. Beim nächsten Versuch klappt es bestimmt.

Mein Amulett hat übrigens eine Art Triskele aus kleinen Seeschnecken, und in der Mitte befindet sich ein wunderschöner Türkis-Edelstein.

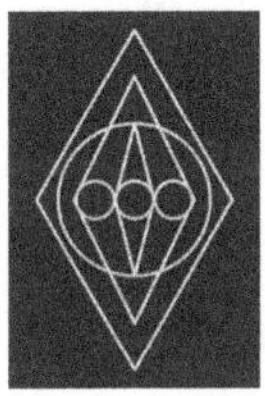

Wer ist eigentlich Toularion?

Das ist eine spannende Frage und muss unbedingt in diesem Buch beantwortet werden.

Zahlreiche Zuschriften haben mich erreicht, und die Frage, die am meisten gestellt wurde, war definitiv: „Wenn Toularion dein Geistführer ist, weshalb kann ich ihn dann auch so stark spüren und mit ihm arbeiten? Haben wir den gleichen Geistführer?"

Eine durchaus berechtigte Frage, doch um sie zu beantworten, muss ich ein wenig ausholen.

Als ich mit diesem neuen Buch begonnen habe, habe ich mal geschaut, was das Internet so hergibt, und war erschrocken. Da arbeitete doch tatsächlich jemand mit TOULARION – dem Engel aus Atlantis, und machte damit auch noch Werbung. Nicht nur, dass mein Mann den Namen Toularion rechtlich hat schützen lassen, das ist das eine, aber noch mehr getroffen hat mich, dass jemand scheinbar mein Büchlein gelesen und nicht verstanden hat, dass Toularion eben kein atlantischer Engel ist. Da hatte jemand die Dinge ganz schön durcheinander gebracht. Okay, wenn schon meine Methode für bares Geld weitergeben, dann bitte auch korrekt.

Vorneweg gesagt: Toularion war und ist für mich ein Geschenk und der beste Lehrer, denn ich für mich finden konnte. Aber das heißt nicht, dass er als mein Geistführer nur für mich da ist. Wichtig ist, dass du an dieser Stelle Folgendes verstehst: Geistführer und Aufgestiegene Meister haben, im Gegensatz zu Engeln, immer mindestens eine irdische Inkarnation gehabt. Das ist der wichtigste Unterschied.

Allerdings können Aufgestiegene Meister durchaus die Rolle eines Geistführers übernehmen, aber niemals ein Engel sein. Toularion selbst ist ein Aufgestiegener Meister aus Atlantis. Gemeinsam mit seinem Hohen Rat taucht er oft bei Menschen auf, die in ihrer spirituellen Entwicklung feststecken.

Wenn du hellriechend bist, kannst du bei seinem Erscheinen oft das Meer, gepaart mit dem fruchtigen Geruch von Bergamotte, riechen. Toularion zeigt sich oft in Verbindung mit einem satten Türkis, und ich bilde mir manchmal ein, dass es von einem zarten Blau durchzogen ist, aber Farben sind ja bekanntlich so eine Sache, denn jeder nimmt sie anders wahr.

Was ich an Toularion sehr schätze, ist seine Schnelligkeit. Alles, was langatmig ist und kompliziert im Ablauf, lässt mein Interesse schnell erlahmen. Dieser atlantische Blitz, wie ich ihn gerne nenne, kommt mir mit dieser Mischung aus Praxis und Schnelligkeit sehr entgegen.

Jeder, der sich von Toularion angezogen fühlt, kann ihn rufen. Er wird sofort da sein und voller Liebe sein Wissen an dich weitergeben. Auch wenn der Name rechtlich geschützt ist, darfst du mit ihm arbeiten. Nur bitte nicht in deiner Werbung oder öffentlich. Dazu brauchst du die Genehmigung – sowohl vom Smaragd Verlag, als auch von meinem Mann und mir.

Wenn du hellfühlig bist, wirst du ihn bei der ersten Einladung sofort spüren. Sollte Hellfühlen nicht deine Stärke sein, entspanne dich. Erwarte einfach nicht zu viel. Je weniger verkrampft du an die Sache herangehst, desto leichter fällt es dir.

Bist du schon jemals in einer Kirche gewesen? Sicher, oder? Die Kirchen wurden früher an mächtigen Kraftorten gebaut und haben schon von daher ein riesiges Energiepotenzial. Die Spiritualität ist hier alleine durch den gespeicherten Glauben über die Jahre hinweg riesig, und die meisten fühlen beim Betreten einer Kirche eine sehr berührende Energie. Trotzdem betreten die wenigstens Gläubigen eine Kirche mit dem Vorsatz, dort Gott sofort zu spüren. Es geht eher um die Nähe zu Gott. Aber keiner geht enttäuscht aus einer Kirche, weil er Gott nicht persönlich spüren konnte.

Nein, ich schreibe diese Zeilen nicht, um über die Kirche herzuziehen, sondern um deine Erwartungen zu relativieren. Man glaubt es nämlich kaum: Auch ich bin immer noch ein Mitglied der katholischen Kirche. Ich identifiziere mich nicht mit Rom, glaube aber immer noch, dass wir in den nächsten 20 Jahren ein Aufwachen in der Kirche erleben und die Frauen endlich einen Platz haben werden. Aber das nur am Rande...

Wenn du dich auf die atlantische Energie einlässt, wirst du die Alltagstauglichkeit der Atlanter spüren, und das ist das absolut Faszinierende an ihnen: Ihre Botschaften sind klarer als je zuvor, alles andere als abgehoben, und sie bauen schon jetzt einen wunderbaren energetischen Kokon, um uns bei der kommenden Finanzkrise Schirm zu sein. Näheres dazu findest du in einem extra Kapitel in diesem Buch.

Zielsetzung – Gespräch mit Toularion

Toularion ist wie ein Wirbelwind in mein Leben getreten und hat einige Lawinen ins Rollen gebracht. Grundsätzlich also eine Veränderungsenergie, die man nicht unterschätzen sollte.

Ich bin ihm dankbar und glaube, dass er maßgeblich am beruflichen Ankommen in meinem Leben beteiligt ist. Eines Tages, nach vier anstrengenden Sitzungen und auf dem Nachhauseweg, bin ich über mich selbst erschrocken. Die ganzen Jahre war ich glücklich, meine Berufung ausleben zu dürfen, und jetzt war ich auf einmal dauermüde, meine Begeisterung für meine Arbeit und mein inneres Feuer fehlten. Was war nur los? Ich verstand die Welt nicht mehr. Hatte ich zu viel gearbeitet? Mich ausgepowert? Sicherlich, manchmal hatte ich keinen Ruhetag in der Woche, da es zahlreiche Anfragen nach Einzelsitzungen gab. Inzwischen schickten mir sogar Ärzte ihre Patienten, wenn sie nicht mehr weiterwussten, und baten mich, die seelische Ursache abzuklopfen. Das war ein kleines Wunder für mich, ein Geschenk. Irgendwie schien mir alles mühelos in den Schoß zu fallen.

Ich verstand mich selbst nicht mehr. Jahrelang hatte ich auf diesen Moment hingefiebert, mir den Erfolg so sehr gewünscht, und jetzt fühlte ich mich leer und ausgebrannt. Hatte ich meiner Seele nicht mehr zugehört?

Spontan gönnte ich mir einen freien Nachmittag und lief am Rhein entlang, und dann war es auf einmal wie so oft: Kaum war ich am fließenden Wasser, konnte ich Toularion intensiv spüren. Seine Präsenz gab mir Geborgenheit, und ich wurde zusehends ruhiger.

Es dauerte nicht lange, und eine Kommunikation zwischen uns begann, die mich zum Nachdenken brachte und meine bisherige Denkweise völlig über den Haufen warf.

Ich verstand, warum ich mich so leer fühlte, und ich glaube, es geht vielen Menschen so: Man hat das Gefühl, eigentlich glücklich und dankbar sein zu müssen, aber ist alles andere als das.

Und in dem Moment wurde mir klar, was mit mir los war: Ich fühlte mich schuldig. Aber warum? Alles, worauf ich hingearbeitet hatte, war da. Viele Heiler oder mediale Menschen wären glücklich, wenn sie so ausgebucht wären, wie ich es derzeit bin. Und trotzdem fühlte ich mich nicht mehr erfüllt. Und das löste bei mir Schuldgefühle aus, aber auch eine gewisse Trauer. Hatte ich doch jahrelang gedacht: Wenn ich das und jenes erreicht habe, werde ich glücklich sein.

Hatte ich mich auf dem Weg dahin besser gefühlt? Diese Bestandsaufnahme mit all diesen Fragen geisterte mir ständig durch den Kopf. War ich schlicht und ergreifend undankbar? Ein niederschmetterndes Urteil für einen Menschen, der doch eigentlich im Einklang mit seiner Seele sein sollte.

Während ich so am Wasser entlanglief, rasten alle diese Gedanken durch meinen Kopf. Und natürlich lag es nahe, Toularion dazu zu befragen. Die Antwort war so simpel wie erstaunlich:

Geliebtes Menschenkind,

zielstrebig hattest du jahrelang ein Ziel vor Augen, vielen Menschen helfen und erfolgreich sein zu wollen. Dafür hast

DU regelrecht gebrannt, alles gegeben. Immer ein Ziel vor Augen. Doch jetzt? Wo ist dein Ziel jetzt? Brennst du noch für ein Ziel? Darin liegt der Schlüssel von glücklichen und erfolgreichen Menschen: Sie setzen sich immer Ziele, oft auch Ziele, von denen sie selbst nicht unbedingt glauben, sie erreichen zu können. Diese Ziele brauchen Visionen, innere Filme, die immer wieder vor ihren inneren Augen ablaufen.

Wenn ein Mensch keine Ziele mehr hat, stagniert er. Das Herzgefühl verblasst, verliert die Energie. Menschenkinder werden müde. Genauso, wie du es gerade erlebst. Du grübelst an der falschen Stelle. Über Dankbarkeit und Perfektion zu grübeln löst Schuldgefühle aus. Das ist eine Abwärtsspirale, die jede Pflanze der Intuition im Keim erstickt.

Träume sind die tiefe Essenz der Seele. Wer sich keine Zeit für Träume mehr nimmt, erstickt seine innere Flamme. Der Körper rebelliert, die Seele rebelliert, um dich wieder auf deinen Weg zu bringen. Höre hin, wo siehst du dich in fünf Jahren? Was möchtest DU wirklich noch erreichen, wofür schlägt dein goldenes Herz? Gehe in dich, erlaube dir zu träumen, und du wirst sehen, sobald ein Ziel hinter all deinem Wirken steckt, kommt die Leichtigkeit zurück, und die Stagnation löst sich wie von Zauberhand.

Toularion (August 2019)

Das brachte mich nun wirklich ins Grübeln. Aber: Hand aufs Herz, es stimmte. Ich hatte kein Ziel mehr vor Augen, sondern ließ mich treiben. Ich verstand sehr wohl, was Toularion mir da sagen wollte. Aber wie spürt man, wofür man wirklich brennt? Na klar, das Herz muss vor Freude tanzen.

Diese Aussage kannte ich schon. Aber bitte, wie komme ich dann zum Punkt? Woher weiß ich, was mein Herz zum Tanzen bringt?

Mir war klar, dass meine Hawaii-Reise, die mir lange durch den Kopf spukte, genauso wenig wie der Wunsch, viel Geld zu haben, wichtige Ziele sind. Geldverdienen war lange Jahre ein sehr wichtiges Thema, hatte ich doch noch all die Glaubenssätze im Ohr, als ich meine Beamtenlaufbahn aufgab. Wie oft musste ich von Menschen, die mir nahestanden, hören: „Wovon willst du leben? Wie soll das alles weitergehen?“

Genau jetzt, in diesem Moment, während ich das hier schreibe, habe ich das große Glück, dass Geld keine Bedeutung mehr für mich hat. War das schon wieder falsch formuliert? Musste ich es in etwa so formulieren: Ziel muss es sein, Geld mit Freude zu verdienen? Oder? Ich war ratlos. Ich erkannte das Potenzial von Toularions Rat, hätte aber jetzt gerne eine Anleitung gehabt, wie ich das ideale Ziel finden könnte. Konnte ich wirklich so vernagelt sein?

In mir arbeitete es wie verrückt. Ich erschrak, als mir bewusst wurde, dass ich kein klares Ziel mehr vor Augen hatte. Und jetzt? Was wollte mir das alles sagen? Mich begann zu interessieren, wie andere damit umgingen. Und so fragte ich an einem Seminarabend meine Teilnehmer, ob sie denn noch ein wirkliches Ziel vor Augen hätten. Es war spannend, was sich hier zeigte. Allen, denen das klare Ziel vor Augen fehlte, hatten das Gefühl, in mindestens zwei Lebensbereichen zu stagnieren. Die, die von sich sagen konnten, sie hätten ein großes Ziel vor Augen, lächelten nur darüber.

Mir ist klar, dass die Zusammensetzung der Teilnehmer an diesem Abend ein zufälliges Bild abgab und das hier definitiv keine wissenschaftliche Studie oder eine repräsentative Umfrage war. Und doch empfand ich das Ergebnis als spannend. Blieb wieder nur die Frage: Wie findet man dieses große Ziel?

Das Leben eines Menschen dreht sich hauptsächlich um diese fünf Bereiche:

- Liebe (inkl. Familie),
- Finanzen,
- Beruf/Berufung,
- Spiritualität/Weiterentwicklung,
- Gesundheit inkl. Sport.

Das sind die fünf hautsächlichen Lebensfelder eines Mitteleuropäers.

Stell dir vor, du stehst in allen fünf Bereichen in den nächsten fünf Jahren noch an der gleichen Stelle. Wie fühlt sich das für dich an? Möchtest du wirklich keinen dieser Bereiche verändern? Hüpft dein Herz vor Freude, wenn du an die nächsten fünf Jahre denkst, oder hast du dich einfach arrangiert? Bitte sei hier ganz ehrlich zu dir, denn es geht einzig und allein um dich und dein Vorankommen. Und sich zu arrangieren ist ein klarer Hinweis, dass es noch besser geht.

Schreib dir bitte jetzt auf, an welchen Stellen du unbedingt Veränderung brauchst.

Setz dich einen Moment bewusst auf einen Stuhl. Nennen wir es den „Stuhl des Neuanfangs".

Schreibe dir jetzt mit den Fingern die Zahl 232 auf den Herzbereich und bitte Toularion und den Hohen Rat, dir jetzt bewusst und intensiv das Herz zu öffnen. Alle alten Narben im Herzbereich dürfen sich jetzt zurückziehen, die Schutzmauer um dein Herz darf sich für den Moment auflösen. Und jetzt stell dir bitte vor deinem inneren Auge eine Bühne vor. Es ist die Bühne deines Lebens.

Nimm dir jetzt bitte den ersten Bereich – die Liebe – vor. Bitte begrenze sie nicht nur auf Partnerschaft, sondern setze auch Familie und Freundschaften mit hinein. Wie reagiert dein Herz, wenn du dir die aktuelle Situation anschaust? Fehlt das große Kribbeln? Dann lade die betreffenden Personen auf die Bühne ein und verändere euer Miteinander. Male es dir in den schönsten Farben aus, genauso, wie du es gerade brauchst, um deine Flügel auszubreiten. Was ist der absolute Idealzustand für dich? Sobald du die beste Vision auf dieser Bühne hast, lade Toularion und deinen atlantischen Geistführer ein. Bitte sie, deine Vision mit Atlantisenergie aufzuladen und an das Universum zu schicken.

Mache das Schritt für Schritt mit jedem der fünf Lebensfelder. Achtung! Setze die Ziele richtig hoch. Nicht kleckern, sondern klotzen. Das ist wirklich wichtig. Das Bild auf deiner Bühne muss dir Freude machen, muss kribbeln im Bauch. Dann ist es genau richtig und der beste Weg, wieder auf Erfolgskurs zu kommen. Wiederhole diese Übungen, wann immer du dein Ziel vor Augen verlierst. Denk daran: Ein klares Ziel verleiht dem Leben Flügel.

Im Übrigen zeigte sich in meinem Fall ganz schnell, dass Toularion recht hatte.

Kaum hatte ich wieder Ziele definiert, ging es auch zügig voran, und die Hülle der Verzweiflung verschwand. Manchmal bin ich immer noch verblüfft, wie passend so ein Rat aus dem alten Atlantis für unsere neue Zeit sein kann.

Und Toularion hatte sogar noch einen Hinweis:

„Wenn du trotz aller Überlegungen kein Ziel vor Augen hast, dann konzentriere dich auf einen karitativen Zweck, die Umwelt oder Projekte für Kinder. Setze dir hier Ziele, bringe dich hier ein. Das kann der Auslöser sein, um eine Stagnation zu beenden."

Das war ja nun megaspannend!

Wer mich kennt, weiß ja, in welches Herzensprojekt ich meine Kraft gesteckt habe...

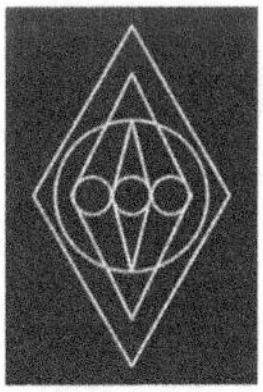

Raus aus der Negativität und den alten Glaubenssätzen

Wieder einmal so ein einfacher Satz. Raus aus der Negativität! Machen wir ja alle mal eben so.

Wissenschaftliche Erkenntnisse zeigen, dass wir Mitteleuropäer 80 % des Tages negativ denken. Für mich eine erschreckende Zahl.

Kann das wirklich sein? Wo wir doch alle wissen, dass die Gedanken magnetisch sind und unser Energiefeld in solch einer Abwärts-Gedankenspirale nur Negatives anzieht.

Ich dachte viel darüber nach und begann, mich zu beobachten, und das artete in richtige Arbeit aus. Ich bildete mir ja immer ein, ach so bewusst zu sein. Doch leider war auch meine Negativität immer noch recht ausgeprägt. Immer wenn ich mich beim Negativen erwischte, baute ich ein Stoppschild vor meinen inneren Augen auf und versuchte, meine Gedanken umzuformulieren. Natürlich dauerte es nicht lange, und Toularion machte sich nach einigen Tagen in meinem Energiefeld deutlich bemerkbar. Wieder so ein Moment, in dem ich, über mich selbst lächelnd, an Don Camillo und Jesus denken musste.

Leider ist es nicht so, dass sich Toularion rund um die Uhr äußert. Schön wäre es. Aber oft finde ich in seinen Worten die Impulse, die mir in diesem Moment fehlen. Und dafür bin ich wirklich dankbar.

So auch heute und zu diesem Thema:

Ach, Menschenkind,

es ist so wichtig, die Dualität auf Erden zu begreifen und zu verstehen. Das eine bildet den Nährboden für das andere. Ohne Tag gäbe es keine Nacht, wie oben, so unten...

All das ist euch geläufig. Auch der Kreislauf der Negativität ist wichtig. Denn so steuert ihr all die Dinge, die ihr eigentlich vermeiden wollt. Durch Negativität und ihre Folgen kommt ihr Menschen erst in Bewegung. Das ist auch völlig in Ordnung, bis du an dem Punkt bist und zu viel Negativität dich umgibt. Dann zieht dein Seelenplan nochmals erschwert negative Belastungen in dein Leben, um dich zum Weitergehen zu bewegen.

Die Aufmerksamkeit auf die Gedankenhygiene zu richten, kann immer nur der erste Schritt sein. Je aufmerksamer du dich beobachtest, desto mehr kannst du aus dem Herzen heraus verändern und bewegen. Fülle in allen Bereichen ist für jeden erreichbar. Sätze wie: „Es ist nur wenigen vergönnt", „Ich habe es nicht verdient" und ähnliche bremsen eure Geschenke aus der Geistigen Welt aus.

Erfolgreiche Menschen glauben nicht an Misserfolg oder Fehlschläge. Darüber denken sie überhaupt nicht nach. Das ist wohl der wichtigste Schritt. Sie sind immer auf der Suche, immer nach vorne orientiert.

Erleiden sie tatsächlich einen Fehlschlag, konzentrieren sie sich auf das nächste Projekt. Und siehe da, der Erfolg lässt nicht lange auf sich warten. Der größte Gegner des persönlichen Erfolges ist, in alten Glaubenssätzen festzustecken und die eigene Wertigkeit nicht zu erkennen.

Angst anzuschauen und sie bewusst zu verabschieden ist ein weiterer wichtiger Schritt. Die Angst nicht mehr als Gegner zu betrachten, sondern als Wegweiser, der euch kurz zeigt, worauf ihr achten solltet. Aber übergib der Angst niemals deine ureigene Macht und Selbstbestimmung.

Du bist frei, und wir alle unterstützen euch Menschenkinder, wenn ihr euer Leben in eine Wendung zum Glück bringen wollt.

Toularion (Mai 2019)

Naja, soweit, so gut. Nicht wirklich etwas Neues für mich. Hatte ich das doch selbst im letzten Jahr erlebt. Ohne Wasserschaden hätte ich meine Buchhandlung nie und nimmer aufgegeben, obwohl ich dafür eigentlich gar keine Zeit mehr hatte. Jetzt arbeite ich in wunderschönen Seminarräumen, aber die Umstellung ist mir wirklich schwergefallen. Manchmal ist es schon spannend! Und doch hatte ich mir auch von Toularion gerade zu diesem Thema mehr erwartet. Es sagt sich immer so leicht: Raus aus der Angst. Gibt es dafür auch eine Geheimwaffe?

Auch hier hätte ich es besser wissen müssen und einfach noch einen Hauch geduldiger sein sollen. Am nächsten Tag zeigte mir Toularion nämlich einen weiteren Akupressurpunkt. Doch dieser darf ins nächste Kapitel intrigiert werden, damit du ihn später leichter wiederfindest.

Die atlantischen Akupressurpunkte

In der Vergangenheit hatten sich diese Punkte als äußerst hilfreich herausgestellt, und ich habe sie bereits in einigen Büchern beschrieben. Dennoch werde ich im nächsten Kapitel die wichtigsten Punkte noch einmal zusammenfassen und auch den neuen Punkt mit einbringen.

Liebe treue Leserinnen und Leser: Bitte verzeiht mir diese kleine Wiederholung. Doch ich glaube, dass man auf diese Punkte nicht oft genug hinweisen kann, da sie so einfach anzuwenden sind und das Leben so erleichtern können.

Abtrennpunkt

In der Kuhle im Nacken mit dem Zeigefinger mit sanftem Druck kreisende Bewegungen machen, die Richtung spielt dabei keine Rolle. Bitte dabei folgende Worte sprechen: „Ich trenne alles ab, was nicht zu mir gehört."

Empfiehlt sich besonders vor dem Schlafengehen und nach jedem negativen Erlebnis (Ärger, Streit, Energieräuber...).

Aktivierung der Spiritualität

Dieser Punkt ist an der linken Hand zwischen Zeigefinger und Ringfinger zu finden. Den rechten Zeigefinger genau auf diese Stelle legen und kreisende Bewegungen machen. Vorsicht! Bei vielen Menschen ist das im ersten Moment kurz schmerzhaft. Die spirituelle Blockade ist leider oft körperlich spürbar.

Angstpunkt

Die linke Hand mit der Handfläche nach oben drehen. Die obere Fingerkuppe des linken Zeigefingers mit dem rechten Zeigefinger mit sanftem Druck massieren. Dabei die Angst benennen, begrüßen und bewusst verabschieden. Dies bitte mehrmals wiederholen. Eine ganz liebe Freundin hat so ihre Tunnelphobie besiegt.

Klarheitspunkt

Ich gebe zu, er ist etwas schwieriger zu finden. Aber er hat sich in der Vergangenheit als sehr hilfreich erwiesen. Insbesondere wenn es im Kontakt zu der Geistigen Welt mal klemmt und man das Gefühl hat, keine Anbindung zu haben.

Miss mit Daumen und Zeigefinger die obere Fingerkuppe der linken Hand (ohne Nagel!) ab.

Lege dann den linken Arm seitlich vor dich. Dort, wo das Handgelenk beginnt, legst du die abgemessene Länge an. Dort, wo der Daumen jetzt auftrifft, befindet sich der sogenannte Klarheitspunkt. Klingt komplizierter als es ist. Am Klarheitspunkt mit dem Zeigefinger kreisende Bewegungen machen und bewusst tief ein- und ausatmen. Die Klarheit ist sofort spürbar.

Löschung der Negativität

Ein Punkt, der wieder leichter zu finden ist. Wenn du dich bei einem negativen Gedanken erwischst, mit Zeigefinger und Mittelfinger dreimal sachte auf den Hinterkopf in Höhe der Hirnanhangdrüse klopfen.

Als wir das mit einem Aurabild festgehalten haben, hat sich die Aura nach dem Klopfen wellenförmig verändert . Die

Aura weitete sich aus, und zartes Weiß durchzog diese Region. Super spannend, da zwischen dem erstem und dem zweiten Bild nach dem Klopfen des Akupressurpunktes lediglich 23 Sekunden lagen. Der Hinterkopf fühlt sich auch sofort freier an. Sehr, sehr spannend. Man muss den Negativsatz auch nicht wiederholen, sondern einfach wegklopfen.

Loslasspunkt

Loslassen fällt uns ja allen irgendwie schwer. Konzentriere dich auf den Menschen oder das Thema, den bzw. das du wirklich loslassen möchtest. Damit öffnest du dich für die entsprechende Energie in deinem Energiefeld. Berühre jetzt mit jeweils einem Zeigefinger gleichzeitig direkt den Punkt am Kopf, wo das jeweilige Ohr angewachsen ist, und mache dabei mit sanftem Druck kreisende Bewegungen. Sage dir dazu im Kopf: „Ich lasse dich in Liebe und Dankbarkeit los."

Und wie von Zauberhand werden es von Mal zu Mal mehr Punkte. Ich bin dankbar und freue mich immer, wenn ich von euch höre oder gar sehe, wie ihr sie anwendet. Diese kleinen Punkte haben eine riesige Wirkung.

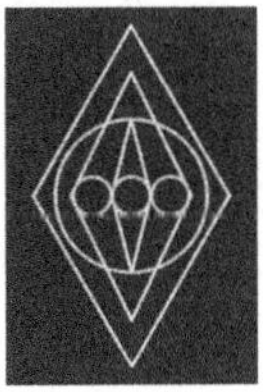

Dem lieben Gott pfuscht man nicht ins Handwerk

Beim Durchlesen des ersten Toularion-Buches kam ich zu dem Kapitel Tierheilung und zu meinem Hund Bacco, was mich sehr berührt hat, lebt doch mein geliebter Hund heute, fünf Jahre später, nicht mehr. Aber dazu gibt es eine Geschichte, die unbedingt erzählt werden sollte. Sie wirft nicht unbedingt ein gutes Licht auf mich, aber bitte – bilde dir dein eigenes Urteil.

Mir fiel eines Tages eine Zeitschrift in die Hände, in der mein lieber Kollege Horst Krohne schrieb: „Heiler sind viele! Wirklich gute Heiler sind die, die Zeit zurückdrehen können." Ich habe den Satz gelesen und darüber kurz nachgedacht. Ob ich das konnte? Ich hatte es noch nie probiert, es erschien mir aber eher unwahrscheinlich, dass das funktionieren sollte.

Wenige Tage später, mein Mann war gerade zur Arbeit gefahren, saß ich am Schreibtisch, um Seminarunterlagen vorzubereiten. Mein Hund Bacco saß wie immer treu zu meinen Füßen auf seinem Lieblingsteppich. Auf einmal, wie aus heiterem Himmel, begann er schwer zu atmen. Alarmiert setzte ich mich zu ihm. Immerhin war er 21 Jahre alt und hatte Herzprobleme, die wir zwar mit Medikamenten gut im Griff hatten, und doch wusste ich sofort, es ist ernst. Baccos Aura breitete sich aus wie Schmetterlingsflügel. Für mich ein sicheres Zeichen, dass sich die Regenbogenbrücke ankündigte und ich Abschied nehmen musste. Ich rief in meiner Not meine Tierärztin an. Auch sie dachte sofort das Schlimmste.

„Kommen Sie in einer Stunde, dann ist die Praxis leer." Schnell benachrichtigte ich meinen Mann, der sofort umdrehte, um mit mir zum Tierarzt zu fahren. Während ich voller Tränen neben meinem Hund saß, mit ihm sprach und mich bedankte, schoss mir der Satz von Horst Krohne durch den Kopf.

In meiner Verzweiflung bat ich Toularion in mein Energiefeld. Er war auch sofort spürbar und ich unendlich dankbar für seine Nähe. Ich verband mich mit seiner Energie, legte Bacco die Hände auf und bat Toularion, Baccos Energiefeld fünf Jahre zurückzusetzen. Ich konnte einen riesigen Energiefluss spüren, der durch mich durchkam. Bacco entspannte sich ebenfalls ein wenig. Aber mehr war nicht zu sehen. Da Bacco ein großer Hund war und in dem Moment auch nicht mehr laufen konnte, trugen ihn mein Mann und ich ins Auto. Wie betteten ihn in sein Körbchen, und ich konnte gar nicht mehr aufhören zu weinen. „Bitte", sagte ich zu meinem Mann, „Bacco hat den Wald so geliebt. Lass ihn noch kurz den Wald spüren und riechen."

Mein Mann schaute mich schräg von der Seite an, kannte mich aber schon länger und erfüllte meine Bitte. Ich wollte wirklich, dass Bacco nochmals seinen Lieblingsplatz sehen durfte. Als das Auto zum Stillstand stand kam, stockte uns beiden der Atem. Bacco sprang aus dem Auto und hüpfte umher. Wir konnten es beide nicht fassen. Was war los? Träumten wir? Bacco tanzte um uns herum, und ich wusste nicht, ob ich weinen oder lachen sollte. „Danke, Toularion", flüsterte ich leise. Irgendwann packten wir unseren Liebling wieder ein und fuhren zur Tierärztin. Als Bacco selbstständig die Stufe bei ihr hochlief, starrte sie mich an. „Ist das der Hund, von dem Sie sagten, er könne nicht mehr laufen und seine Atmung sei schwer?" Ich erzählte ihr unsere Geschichte, und sie sah mich immer wieder von der Seite an. Sie untersuchte Bacco gründlich, gab ihm eine Aufbauspritze und meinte: „Ein Hund in diesem biblischen Alter und dann noch topfit – ich kann nichts finden."

Tatsächlich hatten wir noch eine tolle Woche zusammen. Samstags sollten wir dann nach England fliegen. Freitags ging ich nochmals zur Tierärztin, wollte ich doch wissen, ob Bacco wirklich in Ordnung sei. Sie bestätigte mir das und wünschte uns einen guten Urlaub. Das waren meine letzten Minuten mit meinem Hund – ich sollte ihn nicht wiedersehen. Nach zwei Tagen im Urlaub rief mich meine Mutter an. Bacco würde es sehr schlecht gehen und sie jetzt mit ihm zum Tierarzt fahren.

Es war sein letzter Tag. Im Beisein meiner Eltern machte er beim Tierarzt die letzten Atemzüge. Er musste noch nicht einmal eingeschläfert werden, sein Herz hörte einfach friedlich auf zu schlagen. Nur ich war nicht bei ihm! Und das war mein größter Schmerz. Ich war wütend auf mich, dass ich versucht hatte, seine Lebensuhr zurückzudrehen und sein Leben zu verlängern. Ich wollte ihn nicht hergeben, nicht loslassen.

Ich, die zahlreiche Jenseitskontakte gemacht hatte, wusste, dass dieser Weg so ablaufen musste, damit ich lernte, dass ich nicht Gott spielen kann. Bacco hatte mit mir für seinen Abschied eine Seelenvereinbarung.

Ich schwor mir, nie wieder die Zeit zurückzudrehen und dieses dunkle Kapitel zu schließen. Noch heute trauere ich sehr um unseren Bacco, der mein absoluter Seelenhund war. Auch wenn wir jetzt wieder einen Hund haben, fehlt er mir immer noch. Jetzt, liebe Leserin, lieber Leser, kannst du mich verurteilen. Ich kann das verstehen, habe ich mich doch auch verurteilt. Aber irgendwann habe ich verstanden, dass dieses Erlebnis für mich wichtig war.

Ist es denn sinnvoll, überhaupt die Zeit zurückzudrehen? Ich glaube nach wie vor, dass wir letztlich den Todeszeitpunkt nicht verändern können. Den nehmen wir im Seelenplan mit. Scheinbar musste ich aber doch lernen, dass es machbar ist, den Körper auf eine Zeit davor zurückzusetzen. Diese Lernerfahrung war wohl das letzte große Geschenk, das ich von Bacco bekommen habe. Am Anfang habe ich diese Technik weit von mir geschoben. Inzwischen, nach zahlreichen Gesprächen mit anderen Heilern und auch mit Toularion, habe ich verstanden: Diese Methode sollte man nur dann anwenden, wenn es wirklich Sinn macht.

Beispielsweise wenn jemand einen Unfall erlebt hat und seitdem Dauerschmerzen hat, kann man das Energiefeld auf den Tag vor den Unfall setzen.

Und ja – aus jedem Blödsinn, den man in seinem Leben macht, kann man etwas lernen. Ich für meinen Teil habe verstanden, dass man die Zeit wirklich drehen kann.

Aber warum schreibe ich hier so ausführlich über mein Erlebnis?

Weil ich dir hier das Werkzeug an die Hand geben möchte, um die Zeitfelder zurückzudrehen, dich aber gleichzeitig ermuntern möchte, sinnvoll damit umzugehen.

Ich bin wirklich sehr vorsichtig, wenn und wann ich diese Methode nutze, denn ich habe voller Demut erkannt, dass mir die Gnade einer großen Lehrstunde von „ganz oben" zuteilgeworden ist. Der fehlende, persönliche Abschied macht mir heute noch zu schaffen und hilft mir, achtsam beim Umgang mit dieser Methode zu sein. Bitte hab mein Beispiel vor Augen, wenn du sie anwendest, und geh sorgfältig damit um. Immer in dem Wissen: Wir sind Mensch, nicht der liebe Gott! An Bacco durfte ich sehen, dass diese Methode funktioniert, und ich habe Vertrauen in sie gewonnen. Leider war die Anwendung zum damaligen Zeitpunkt nicht richtig. Doch inzwischen konnte ich zahlreichen Menschen damit helfen und ihnen etwas Gutes tun. Sei einfach achtsam bei der Anwendung und mach es besser als ich damals.

Kalenderrücksetzung – die Methode dahinter

Solltest du querlesen, bitte ich dich von Herzen, das vorige Kapitel trotzdem zu lesen. Ich glaube, es gehört dazu, sich ausführlich auch mental damit zu befassen, was hier passiert.

Die Methode an sich

Bitte deine Hirnfrequenz, sich bewusst auf 60 Hertz – die sogenannte Urspungsenergie – zu setzen. Lade Toularion in dein Energiefeld ein. Es genügt, dass du die Einladung aussprichst. Du musst nicht unbedingt etwas wahrnehmen, hören oder sehen.

Bitte jetzt dein Energiefeld, sich für Toularion zu öffnen, und bitte ihn, eure Energien zu verknüpfen. Atme dreimal ein und aus, damit die Felder Zeit haben, sich gegenseitig aufzuschwingen.

Stell dir jetzt vor deinem inneren Auge einen Kalender vor und konzentriere dich auf das genaue Datum, auf das du das Energiefeld zurücksetzen möchtest. Bitte jetzt Toularion, diese Tagesenergie durch deine Hände fließen zu lassen, und lege deinem Klienten die Hände auf. Sage dir dabei im Kopf Folgendes: „Ich setze deinen Lebenskalender für die Thematik XY (die Thematik einsetzen) auf dieses Datum.“

Jetzt lass mindestens fünf Minuten einfach strömen. Versuche dich einfach auf die Energie zu konzentrieren, gehe ihrem Fluss im Kopf nach. Lege danach deinem Klienten beide Hände auf die Schultern und verankere diesen Zeitpunkt in der Zellenergie und im Nervensystem ebenfalls, indem du für dich sagst: „Ich verankere diese Energie in der Zellenergie und im Nervensystem."

Dann bittest du Toularion, den Vorgang energetisch zu unterstützen, und wartest einen Moment – so lange, bis du ein natürliches Stopp-Gefühl erhältst. Dann nimm die Hände bitte wieder zu dir. Bedanke dich bei Toularion und bitte ihn, eure Energiefelder wieder zu trennen.

Achtung! Bei Bacco war die Wirkung erst ca. eine Stunde später ersichtlich. Bei meinen Klienten habe ich die Erfahrung gemacht, dass es oft 21 Tage braucht. Gegebenfalls innerhalb der 21 Tage wiederholen. Bedenke, dass Gehirnsynapsen auch 21 Tage brauchen, um sich neu zu bilden. Gib dem Körper bitte diese Zeit und mach dir klar, dass der Heilerfolg hier manchmal nicht sofort sichtbar ist. Bitte bleib in deiner Geduld und vertraue Toularion.

Diese Übung ist wirklich nicht schwierig, aber sie erfordert dein emotionales Fingerspitzengefühl.

Nochmals kurz zur Hirnfrequenz von 60 Hertz:

Dies ist eine sogenannte Frequenz aus dem Gammabereich. Forscher haben herausgefunden, dass man mit 60 Hertz die Ursprungsenergie antriggert. Unter Ursprungsenergie versteht man die sogenannte Nullenergie, will heißen: die Energie die den Körper völlig schmerzfrei und im besten Gesundheitszustand sein lässt. Durch die Ansprache an das Gehirn erreichst du zumindest, dass du für einen kurzen Moment in dieser Ursprungsenergie bist. In dieser Energie ändert sich das Feld deines Klienten automatisch auf 60 Hertz mit.

Leider rutschen wir immer wieder schnell aus dieser Energie, der Körper kann sich durch Ansprache nur einen Moment in dieser Frequenz halten. Ich empfehle all meinen Klienten mit Gesundheitsproblemen, sich Zeit für Theta- und Gammawellen-Musik zu nehmen. Man kann sie zum Beispiel bei YouTube hören. Damit beschleunigt man seine Genesung nach den aktuellen Forschungsergebnissen verschiedener Universitäten.

Das Geschenk

Jetzt, Jahre später, kann ich sagen, dass Toularion in meinem Leben ein absolutes Geschenk war. Aber damals war ich weit weg davon, die Bedeutung dessen zu erkennen oder gar wertzuschätzen. Es geschah an einem Ausbildungswochenende in der kleinen Buchhandlung, in der ich damals noch arbeitete.

Im Rahmen einer Ausbildung mache ich heute selten Meditationen, damals aber war es noch Bestandteil der Ausbildung. Heute denke ich meistens: „Meditieren könnt ihr auch daheim“, und nutze diese Zeit lieber für Übungen.

Ich spreche meine Meditationen grundsätzlichen immer frei, schaue, wer sich aus der Geistigen Welt zeigt, und lege los.

An diesem Tag stand ein kleiner Mann, der gewisse Ähnlichkeiten mit Miraculix aus den Asterix-Heften hatte, völlig entspannt vor mir. Seine Augen trafen die meinen, und mich durchfuhr vollkommene Liebe. So eine Emotionswelle, die mein Herz dermaßen zum Klopfen brachte, hatte ich bis dahin noch nie bei einem Channeling verspürt. Gerne lehnte ich mich zurück und war Kanal für ihn, um meine Meditation zu sprechen.

Ich weiß bis heute nicht, was in diesem Moment alles durchkam. Als ich die Mädels (und mich!) aus der Meditation zurückholte, war ich erstaunt: Alle weinten, waren tief berührt und hatten diese Welle der Liebe gespürt. Wir waren alle ergriffen, und wir schwiegen alle – was an sich schon erstaunlich war –, um die Emotionen zu verarbeiten. Irgendwann sprach jemand aus: „Oh, wir waren in Atlantis“.

Atlantis? Nein! Alles in mir ging sofort auf Widerstand. Atlantis ist etwas für Spinner, für Träumer, aber doch nicht für mich. Ich wollte damit nichts zu tun haben. Doch die Geistige Welt hatte andere Pläne.

Von da an tauchte die Miraculix-ähnliche Gestalt immer öfter auf, wenn ich spirituell arbeitete. Und immer wieder fühlte ich dabei diese tiefe Liebe, die eine Seite in mir zum Klingen brachte, die ich lange vergessen glaubte. Ich wusste nicht, dass ich so intensiv Liebe spüren kann. Noch heute, wenn ich nur daran denke, schlägt mein Herz vor Freude Purzelbäume. Damals jedoch machte es mir Angst. Ich glaubte, Liebe nicht verdient zu haben, und konnte nicht verstehen, wie die Geistige Welt mir, ausgerechnet mir!, so ein Geschenk machen konnte.

Zu diesem Zeitpunkt lag ich echt auf dem Boden. Der sichere Beamtenstatus – beendet! Ehe – im Eimer! Unglaublich verletzt, weil meine Tochter bei ihrem Vater bleiben wollte! Vorwürfe meiner Eltern! Das Gefühl, völlig versagt zu haben! Usw.

Heute weiß ich, dass ich am Boden liegen musste, um zu mir selbst zu finden. Es war wichtig, all diese Tiefschläge zu erleben. Nur so habe ich meine Berufung gefunden, mich auf die Führung von oben einlassen können, um endlich zu wissen, wo ich hingehöre.

In der Spiritualität anzukommen, war damals Nebensache. Ich habe in dieser Zeit gelernt, dass man sein Leben zu jeder Zeit verändern kann. Bis dato war ich völlig darin aufgegangen, mich selbst zu bemitleiden. Hatte ich doch alle in meinem Umfeld enttäuscht, die Fassade nicht aufrechterhalten.

Und natürlich ahnst du es an dieser Stelle schon, der kleine Mann aus der Meditation war Toularion, mein Geistführer aus Atlantis. Wenn du aber jetzt denkst, er kam in mein Leben mit Zauberstab, und von da an war alles rosarot, muss ich dich enttäuschen. Das war es keineswegs. Am Anfang wusste ich ja auch gar nicht, wer er war. Immer wenn ich spirituell arbeiten wollte, konnte ich seine liebevolle Präsenz spüren. Wir haben uns wirklich aneinander herangetastet.

Irgendwann, beim automatischen Schreiben, spürte ich ihn wieder. Hier der Text: Ich habe ihn tatsächlich in meinem alten Notizbuch wiedergefunden:

Ich:

Warum bist du immer da? Wer bist du?

Toularion:

Dein Geistführer, ich begleite dich schon lange und freue mich, dass du bereit bist, mir Platz in deinem Leben zu geben.

Ich:

Bin ich das?

Toularion:

Du suchst das Gespräch, oder?

Ich:

Ohne Worte.

Toularion:

Menschenkind, ich kann deine Vorbehalte verstehen. Ich kenne deine Ängste, deine Träume, und ich weiß, dass allein meine Herkunft dich dazu bringt, mir die Türen zu verschließen. Dein Dickkopf ist auch der Geistigen Welt nicht unbekannt.

Ich:

AHA, du bist mein Ego, nicht mein Geistführer. Mein Geistführer würde niemals so mit mir sprechen.

Toularion:

Wer sagt das?

Ich:

Ich! Ich spreche nicht mit der Geistigen Welt, ich bilde mir das hier ein.

Toularion:

Gleich klingelt das Telefon, sei nicht sauer, wenn dein Termin abgesagt wird.

Ich:

Was???

(Telefon klingelt, meine Freundin sagt unsere Verabredung ab. Es ist ihr heute einfach zu weit, nach Neustadt zu fahren. Ich bin zu verwirrt, um sauer zu sein.)

Ich:

Okay, Beweis kam an. Wer bist du?

Toularion:

Toularion, dein Geistführer aus Atlantis.

Ich:

Muss es Atlantis sein, damit kann ich null anfangen.

Toularion:

Was wäre dir lieber?

Ich:

Ägypten!

Toularion:

Wer sagt, dass wir uns nicht auch von daher kennen?

Ich:

Ja, klar. Und ich war Kleopatra. Genau! (Sarkastisch)

Toularion:

Nein! Das nun nicht gerade.

Ich:

Das war ein Scherz.

Toularion:

Ich weiß.

Ich:

Was bedeutet Atlantis? Gab es das?

Toularion:

Menschenkind, geboren in vielen Leben und immer eine tiefe Bindung zu mir. So lange sind wir Wege gemeinsam gegangen, es war an der Zeit, uns wieder zu begegnen. Das Licht ist an, dein atlantisches Feuer lodert schon lange. Du hast es in dieser Inkarnation gelöscht, um dich zu erinnern. Kristalline Pyramiden, Heilen in der anderen Dimension, verneigen vor den anderen Menschen, verstehen, dass ihr wie kleine Puzzleteile ein gesamtes Bild ergebt. Nichts geschieht zufällig, alle Teile fügen sich zu einem großen Ganzen. Ihr alle seid Wissensträger. Jedes Menschenkind trägt Teile von vielen Hochkulturen in seinem Spektrum des Vergessens. Die

Ureltern waren Lemurien und Atlantis. Das eine schließt das andere nicht aus, wie ihr oft denkt.

Ich:

Ich denke gar nichts. Mir sind Lemurien und Atlantis suspekt. Ich kann es nicht anfassen, ich habe da noch nie Gutes gehört.

Toularion:

Die Quelle des Seins ist die Quelle des Ursprungs. Der Kreis schließt sich. Ihr Menschen geht in ein neues Energiefeld. Die Welt wird nochmals in Dunkelheit gehüllt, der Schmerz trennt die Menschen, anstatt sie zu vereinen. Das Wissen von Atlantis und Lemurien wird gebraucht, um euch in eine positive Schwingung zu bringen, die Negativität zu löschen. Deshalb werden unsere Impulse immer stärker in euer Energiefeld kommen. Du hast deinen Weg in deinem Seelenplan für diese Inkarnation mit meinem Wissensfeld verknüpft. Ich bin da, wenn du mich brauchst. Wie eine Feder im Wind streichele ich dein Gesicht. Ich wische mit meinen Schwingen deine Tränen weg und zeige dir, wer du wirklich bist, sofern du es möchtest. Ohne dein JA zum Leben, ohne ein JA zu mir kann ich dir keine Brücken bauen. Du siehst, du hast immer die Wahl. Niemand nimmt dir Entscheidungen ab. Du bist frei!

Ich:

Wenn ich jetzt nach den Lottozahlen fragen würde ... Ja, ich weiß. Keine Scherze. Aber ich verstehe das alles nicht. Du sprichst in Rätseln, und ich weiß noch nicht einmal, ob ich mir das einbilde.

Toularion:

Ich bin Toularion – gib dir Zeit. Handle nach deinem Gefühl. Gefühl ist der Kompass.

Ich:

Okay, du setzt die Liebe bewusst ein, um mich neugierig zu machen?

Toularion:

Nein, ich liebe dich ohne Wenn und Aber. Ich darf dein Geistführer sein.

Ich:

Mich überfordert das gerade – ich steige aus. Ich muss nachdenken.

Ich glaube dieses Gespräch habe ich mir gefühlte hundertmal durchgelesen. Immer versucht, eine Erklärung zu finden. Ich googelte Toularion. Fehlanzeige! Diesen Namen gab es nicht. War es Einbildung?

Ich brauchte lange, um mich wieder auf diese Energie einzulassen. Dieses tiefe Gefühl von Liebe, das ich dabei jedes Mal spürte, machte mich unsicher. War ich doch innerlich darauf trainiert, Liebe nicht mehr verdient zu haben. Hallo, ich hatte gerade mein erfolgreiches, völlig an Geld orientiertes Leben in den Sand gesetzt. Ich hatte doch gar kein Recht mehr darauf, glücklich zu sein. Mein Verstand, mein Inneres, sagten mir ständig: Du bist ein Versager! Dir ist ein wirklich erfolgreiches Leben entglitten. Du stehst vor Scherben, die dich IMMER WIEDER einholen werden. Du hast nichts verdient!

Das waren meine inneren Dämonen, meine Folterknechte, die mich völlig im Griff hatten. Das war zu Beginn eines spirituellen Neubeginns, dem ich mich damals nicht gewachsen fühlte bzw., noch schlimmer: den ich nicht eingehen wollte! Das waren spannende Momente in mir. Ich fragte mich, ob ich mir Toularion nur einbildete. Stimmen hören, mit der Geistigen Welt sprechen und Antworten bekommen. War ich ein Fall für die Klapsmühle? Drehte ich völlig am Rad?

Freundinnen von mir, die nichts mit Spiritualität am Hut hatten, verunsicherten mich zusätzlich. „Du verrennst dich in etwas, du suchst dein Heil in der Eso-Welt“, waren nur einige der Sprüche, die ich zu hören bekam. Doch hallo – als ich wirklich am Boden lag, finanziell mein Blatt mehr als ausgereizt hatte, kam aus heiterem Himmel genau zu dieser Zeit das Jobangebot aus der spirituellen Buchhandlung. Die Inhaberin kannte mich kaum, es war auch keine Stelle ausgeschrieben. Sie fragte einfach. Und ich fühlte mich wie Alice im Wunderland.

Schon immer hatte ich Bücher geliebt und wollte unbedingt Buchhändlerin werden. Doch als es um die Berufswahl ging, schlugen alle in meinem Umfeld die Hände über dem Kopf zusammen. Buchhändlerin? Verkauf? Diese Arbeitszeiten, da verdienst du doch nichts...

Die Argumente rissen nicht ab, sodass ich von meinem Herzensweg abkam und die Beamtenlaufbahn eingeschlug. Und jetzt, Jahre später, als ich wirklich am Tiefpunkt war, kam dieses Jobangebot. Und ich inhalierte die Bücher in dieser Buchhandlung.

Ja, ich lag am Boden. Suchte ich mein Heil in der Esoterik? Nein, ich versuchte zu verstehen, wie der Mensch tickt. Was ist die Seele? Ich suchte mich selbst und stieß dabei mit kindlicher Neugierde immer neue Türen auf. Wenn ich morgens die neuen Bücherlieferungen in der Hand hielt, streichelte ich die Bücher, atmete ihren Geruch ein und war so unendlich happy. Es war wie eine Insel im reißenden Ozean, der meinen Horizont stetig erweiterte.

Irgendwann hielt ich eine Anleitung zum automatischen Schreiben in den Händen. Sie fesselte mich sofort, und ich nahm sie mit nach Hause. Erwartungsvoll zündete ich mir eine Kerze an, sprach das empfohlene Gebet aus dem Buch und begann. Ich hatte mir extra ein Notizbuch gekauft, der Bleistift war gespitzt, und ich beugte mich über das Büchlein. Nichts! Fehlanzeige. Also nochmal von vorne. Das Gebet gesprochen, die Engel eingeladen und los!

Wieder nichts, ich wartete auf meinen Durchbruch, und nichts ging. Es hat damals ganz schön lange gebraucht, bis ich das umsetzen konnte und zu schreiben begann. Ich glaube, es dauerte fast sieben Monate, bis der Zugang da war. Und ich war immer noch unsicher, ob nicht alles aus mir selbst heraus kam.

Und doch war es eine wichtige Hilfe, half mir über schwere Zeiten hinweg und öffnete Tür und Tor.

Heute weiß ich, wie ich beginnen muss. Vielleicht hilft es dir, wenn ich dir hier meine Vorbereitung verrate.

Das automatische Schreiben

Auch wenn es jetzt vielleicht in einem Buch über Atlantis nichts zu suchen hat, ist es mir doch wichtig, diese Übung aufzuschreiben, hat sie mir doch nach holprigen Anfängen Tür und Tor zu Toularion geöffnet.

Ich glaube, jeder kann automatisch schreiben, egal, ob medial oder nicht medial begabt.

Automatisch schreiben bedeutet, dass nicht du am Ende des Stiftes aus deinem Hirn das Schreiben beeinflusst, sondern Impulse aus der Geistigen Welt erhältst, die du niederschreibst.

Mit jeder Zeile ist die Bindung zu Toularion gewachsen, hat mir vieles gezeigt und mir geholfen, über den Tellerrand hinauszuschauen. Ich betone nochmals ausdrücklich: Das automatische Schreiben – sprich Informationen aus der Geistigen Welt – nehmen dir keine Entscheidungen ab. Sie verhindern nicht, dass du hin und wieder hinfällst und dir eine blutige Nase schlägst. Das ist Leben mit all seinen Facetten! Hinfallen gehört dazu, aber genauso: Krönchen richten, aufstehen und weitergehen. Bitte vergiss das nie! Lass dich auf das automatische Schreiben ohne Erwartungen ein. Versuche auch auf keinen Fall, dich vor Entscheidungen zu drücken oder deine Eigenverantwortung für dein Leben abzugeben. Das funktioniert nicht, du wirst enttäuscht von den Ergebnissen sein. Je lockerer du an die Sache herangehst, desto leichter wirst du zum Ziel kommen.

Woher erkennst du nun, dass die Antworten wirklich aus der Geistigen Welt kommen?

Das ist nicht wirklich schwer: Die Schrift ist eine andere, und auch die Sprache. Oft kommen Worte oder Redewendungen, die dir fremd sind. Am Anfang ist es auch nicht wirklich wichtig zu wissen, mit wem du schreibst. Auch diese Information kommt mit der Zeit von allein.

Was du brauchst, ist ein Blatt Papier, ein Notizbuch oder etwas Ähnliches, und einen Stift. Und los geht's.

Die Übung

Atme ein, halte den Atem für ca. acht Sekunden an, und atme wieder aus. Wiederhole das bitte dreimal.

Dann bitte die Geistige Welt, dir über den Weg der Schrift Botschaften zukommen zu lassen. Es ist wichtig, eine klare Absicht zu formulieren. Je klarer du formulierst, desto leichter ist der Einstieg.

Bitte jetzt deine Hirnfrequenz, sich bewusst auf 5,8 Hertz zu senken. Lass deinem Körper und vor allem deinem Hirn einen Moment Zeit, um auf 5,8 Hertz anzukommen. Du spürst wahrscheinlich Ruhe, deine Ängste treten in den Hintergrund, und dein Körper entspannt sich.

Nimm jetzt locker den Stift in die Hand und beginne, wahllos Kreise über das Blatt zu zeichnen. Kleine, große – es spielt keine Rolle. Lass deine Intuition entscheiden, erinnere deinen Verstand noch einmal an die 5,8 Hertz und beginne dann, wahllos Worte zu schreiben. Bitte dabei deine linke Gehirnhälfte, sich zu verkleinern und die rechte, sich zu vergrößern.

Zeichne dabei munter weiter oder schreibe kleine Worte.

Wiederhole dann die Atemübung und sage laut: „JETZT!"

Ab diesem Zeitpunkt hältst du den Stift völlig locker und lässt zu, dass eine andere Energie deine Hand führt. Wichtig! Nicht gleich lesen, was geschrieben wurde. Erst am Schluss. Das ist nämlich der große Fehler, den Anfänger machen, weil sich dann sofort der Verstand einschaltet.

Wenn du diese Übung ein paarmal gemacht hast, dich sicher fühlst, kannst du das Frage- und Antwortspiel so beginnen, wie ich es im vorherigen Kapitel gezeigt habe.

Viel Freude damit!

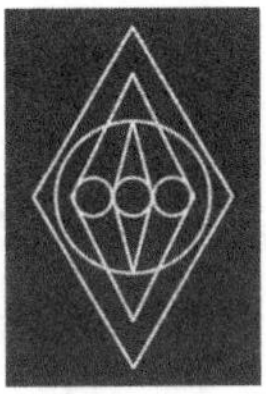

Die Finanzkrise oder Die Panikmache

Ich habe mir lange überlegt, ob ich dieses Kapitel mit in das Buch nehme, weil es mir sehr wichtig ist, keine Panik zu schüren oder Ängste in die Welt zu setzen. Aber es erklärt vielleicht auf der anderen Seite, warum so viele Menschen sich auf ihren spirituellen Weg machen und gleichzeitig so extrem ungeduldig sind. Suchende, die spüren, dass sie unbedingt helfen wollen, aber nicht wissen, wo sie anfangen sollen. Solltest du für das Thema Finanzkrise nichts übrig haben, empfehle ich dir, es einfach zu überspringen.

Für weltpolitische Vorhersagen bin ich eigentlich nicht zu haben, da ich mich an die zahlreichen Bücher zu 2012 und ihre Voraussagen erinnere und wie wenig davon letztlich eingetroffen ist.

Und Weltuntergangsprognosen mag ich schon gar nicht!

Außerdem gibt es zahlreiche begnadete Hellseher, die sich seriös mit diesem Thema befassen. Für mich war dieses Thema also bisher ganz weit weg.

Nun – bis zu jenem Tag. Dazu solltet ihr wissen, dass ich das automatische Schreiben oft einfach zum Austausch mit Toularion nutze und jeden Schnipsel Papier mit Channelings aufhebe, damit die Worte nicht verloren gehen.

Um so erstaunter war ich, als Toularion mir eines Tages folgenden Text übermittelte:

Geliebtes Menschenkind,

es ist an der Zeit, die Augen nicht mehr geschlossen zu halten. Es werden sich Bilder aus der Geschichte wiederholen, die Industrie in Mitteleuropa eine Schockwelle erleben und weltweit der Finanzmarkt beben. Die Beben werden sich immer stärker wie ein hungriger Krake durch die Wirtschaft schlingen und eine Hauptwelle wie tausende kleine Dominosteine quer über das Finanzparkett wirbeln. Panik wird kommen, Existenzangst sich in die Herzen der Menschen graben, Lebensenergie abziehen.

Es ist wichtig, vorbereitet zu sein! Sich der inneren, eigenen Führung anzuvertrauen. Bewusstes Ausscheren aus der kollektiven Angst ist in solchen Tagen wichtig. Alle Lichtarbeiter sind aufgefordert, sicherer Schirm für die Menschen mit Existenzangst zu sein.

In den Jahren 2019 bis 2022 werden immer mehr Menschen den Ruf als Lichtarbeiter spüren. Ihre Ungeduld, schnell viel lernen zu wollen, wird spürbar sein. Sie hören ihre innere Stimme bereits, spüren die kollektive Angstenergie, die den Jahren einer Finanzkrise vorausgehen. Wichtig ist, sich nicht in die Angst zu begeben. Es ist ein Sturm im Wasserglas, der drei bis vier Monate in der Mitte des kommenden Jahrzehnts im Ausfallschritt auf die Menschheit zukommen wird. Wichtig ist, im Vertrauen zu bleiben, dass sich der Sturm bald legen wird. Auch wenn Banken, die bis dato als sicher galten, fallen, Panikkäufe ausbrechen: nicht anstecken lassen! Es ist ein kurzer Augenblick der Zeit.

Alle Lichtarbeiter sind gefordert, den Menschen energetisch die Ängste zu lösen und der Angst keine Macht einzuräu-

men. Die Natur macht es jeden Tag beruhigend vor! Alles ist ein Kreislauf – auf die Nacht folgt der Tag.

In tiefer Liebe

Toularion (08.August 2018)

Das war für mich völlig neu. Wie – Finanzkrise?

Ich begann, mich damit auseinanderzusetzen, tiefer einzutauchen und fragte mich, was zu tun wäre. Die Banker in meiner Umgebung waren gnadenlos ehrlich: Sie erwarteten alle schon längst den großen Knall und hatten auf ihre Art und Weise Vorkehrungen getroffen. Natürlich nur hinter vorgehaltener Hand.

Grundsätzlich empfehle ich, auch wenn beziehungsweise gerade weil ich kein Banker bin, an dieser Stelle Folgendes:

- Keine Panik entwickeln.
- Überlege, wo du investieren möchtest, wenn die Wirtschaft am Boden liegt. Die Wirtschaft steht nach der Krise wieder auf...
- Lege dir so viel Geld auf die Seite, dass du gegebenenfalls für vier Monate alle deine Ausgaben decken kannst und eine kleine Summe zum Investieren auf der Seite hast.
- Befasse dich mit Büchern von Finanzexperten. Insbesondere die meines ehemaligen Nachbarn, Dirk Müller (Mister Dax), kann ich dir ans Herz legen.
- Folge deinem Ruf als Lichtarbeiter! Du wirst als Rettungsanker gebraucht. Mach den Menschen Mut,

und keine Angst! Wir schaffen das und sind hinterher stärker als je zuvor!

- Sieh es als Spiel – wie ein kleines Monopoly! Wer strategisch clever ist, kann auch in Krisenzeiten auf der Überholspur sein.
- Bewahre dir deine Lebensfreude!

Ich weiß, das liest sich alles so einfach. Aber ich glaube an die Mitteleuropäer, und vor allem vertraue ich darauf, dass wir wirtschaftlich aufholen, was wir in den letzten Jahren haben schleifen lassen. Gib der Angst bitte keine Chance, sondern erkenne die Chance, hier erfolgreich zu werden.

Am Schluss des Buches findest du eine persönliche Einschätzung von mir – ohne jegliche Garantie.

Liebst du dich?

Eines Tages stand diese Frage von Toularion wie eine Mauer vor mir. Schon allein meine ablehnende Haltung zu diesem Thema machte mir klar, dass hier gerade wieder ein wunder Punkt getriggert wurde. So sind die Atlanter – sie sorgen immer dafür, dass es mir nicht langweilig wird.

Spannend war, dass am gleichen Abend ein Freund und Heilerkollege, Thomas Münkel, bei uns zu Gast war. Er demonstrierte an mir eine eigene, von der Geistigen Welt übermittelte Methode: MIND HEALING.

„Was für ein Thema hast du, das du verändern möchtest?", fragte er mich. Wie aus der Pistole geschossen kam meine Antwort: „Haut." Ich hatte gerade wieder einen akuten Schub meiner Haut, und wie immer, wenn ich unter Strom stand, sah man mir das sofort an. Dieses Mal besonders, denn mein Gesicht war heftig betroffen.

Thomas begann mit seiner Methode, und ich war fassungslos:

Während er sich, ohne mich zu berühren, mit meinem Unterbewusstsein befasste und mich bat loszulassen, begann ich heftig zu schwanken. Obwohl er mich nicht berührte, ohne sein Eingreifen wäre ich umgefallen. Ich kenne ja inzwischen einige Methoden, auch die Matrix, aber das war mit nichts zu vergleichen.

Das Intensivste war, welche Bilder ich zum Thema Haut bekam. Für einen Moment hatte ich aus heiterem Himmel solche Nackenschmerzen, dass ich mir überlegte, die Sitzung abzubrechen. Das Bild dazu war nicht unbedingt schöner. Ich sah ein Fallbeil und meinen Kopf fallen. Puh, das war heftig. Aber dann verschwanden die Nackenschmerzen. Immer schneller vermischten sich vor meinem inneren Auge Bilder aus der Kindheit, die ich schon längst vergessen hatte, mit Bildern aus Vorleben. Es war eine unvorstellbare Achterbahn, eingebettet in alle Höhen und Tiefen. Obwohl ich stand und mir einbildete, vollkommen im Hier und Jetzt zu sein, war ich doch weit, weit weg.

Dabei kam mir unter anderem immer wieder folgende Szene aus meiner Kindheit in den Sinn:

Ich war mit meiner Patentante und deren Tochter Judith im Urlaub in einer Ferienwohnung. Die Erwachsenen schliefen noch, und ich wollte für meine jüngere Cousine den damals ach so modernen Instant-Zitronentee machen. Natürlich kam es, wie es kommen musste: Das ganze Instant-Granulat lag auf dem Boden, da die Dose aus meinen kleinen Händen rutschte. Betroffen schauten wir uns an. Und beide reagierten wir gleich. Obwohl wir niemals für so etwas Schimpfe bekommen hätten, wollten wir nicht erwischt werden.

Aus heutiger Sicht sage ich: Wir hatten beide Angst, dass wir nicht geliebt werden, wenn wir etwas falsch machen. Also kehrten wir beide gemeinsam das gesamte Granulat unter den Teppich. Klar, flogen wir rasch auf. Schimpfe gab es auch, aber nur, weil wir den Schlamassel unter den Teppich gekehrt hatten.

Was will ich damit sagen? Ich war vielleicht sechs Jahre alt und hatte da schon das Gefühl: Wenn ich etwas falsch mache, werde ich nicht geliebt.

Spannend an dieser Sache übrigens war, dass meine heute siebenjährige Tochter meine Lieblingstasse runtergeworfen hat, als ich nicht da war. Das hat sie mir auch nicht verraten, sondern die Scherben still und leise im Restmüll entsorgt. Das hat mir stark zu denken gegeben.

War das ein Muster, das sich durch die Erziehung der meisten Kinder zieht? Zeigen wir als Eltern nicht genug, dass wir unsere Kinder bedingungslos lieben? Haben wir bereits als Kinder verlernt, uns bedingungslos zu lieben, weil uns das Recht abgesprochen wurde, auch mit Fehlern perfekt zu sein?

Warum hatte mir Toularion ausgerechnet an diesem Tag, an dem Thomas bei uns war, diese Bilder, wie er das gerne tut, durch meinen Kopf rasen lassen und diese Frage gestellt? Wohin wollte er mich bringen, was erwartete er wirklich von mir? Ich wusste es nicht.

Abends lag ich im Bett und grübelte immer noch darüber nach, als ich das Gefühl hatte, aus meinem Körper gezogen zu werden. Wie ein Magnet zog etwas an mir, und ich sah mich von oben in meinem Bett liegen. Das war ein verrückter Moment. Seit Jahren arbeitete ich daran, außerkörperliche Erfahrungen bewusst zu erleben, doch irgendwie hatte ich das Gefühl, es würde nur funktionieren, wenn ich vor einem neuen Entwicklungsschritt stand.

Bei mir kündigen sich solche Erfahrungen immer mit Ohrensausen an. Übrigens, wieder typisch Frau und, nur um zu zeigen, dass auch ich ständig an der Selbstliebe arbeiten darf, hatte ich dabei noch die Zeit zu denken: Du siehst aus wie ein Walross!

Okay, so im Nachhinein muss ich ja jetzt auch schmunzeln, aber sicherlich ist das eher ein Armutszeugnis und zeigt deutlich, wie sehr wir uns selbst negativ beurteilen. Der Sog nach oben wurde immer stärker, und irgendwann konnte ich einen türkisen Farbstrahl wahrnehmen, der mich sanft umschloss. Augenblicklich spürte ich eine tiefe Ruhe. Der Farbstrahl verdichtete sich, und ich fühlte ganz nah Toularion bei mir.

Irgendwie – ich frage mich bis heute, wie – waren auf einmal meine eigenen Emotionen wie abgeschaltet. Ein seltsames, beunruhigendes Gefühl, und bevor mir richtig klar war, was passierte, spürte ich eine Wärme. Irgendwo plätscherte Wasser im Hintergrund, und dann passierte es: Toularion stand vor mir und flutete meine Energiewelle, die losgelöst von meinem Körper durch Raum und Zeit schwebte, mit tiefer Liebe. Bis heute schießen mir Tränen in die Augen, wenn ich nur an dieses Gefühl denke. Ich spürte diese Liebe! Sie war einfach unbeschreiblich! Ich kann es nicht in Worte fassen.

Es war ein Strudel, der mich mitriss, und in dieser Ebene, in der ich mich gerade befand, fühlte ich mich wie eine Süchtige. Ich wollte dieses Gefühl nie wieder missen. Bis heute weiß ich nicht, wie ich wieder in meinem Körper gelandet bin. Ich weiß nur, dass ich hinterher keine einzige Minute mehr geschlafen habe. Und dabei gingen mir unzählige Gedanken durch den Kopf:

Diese Liebe möchte ich festhalten. Diese Liebe möchte ich bitte wieder spüren. Was ist los mit mir?

Alles war so unwirklich – und doch so real. Hatte ich das alles geträumt? Hatte ich es mir eingebildet?

Da ich nicht schlafen konnte, fuhr ich meinen Laptop hoch und nutzte natürlich das automatische Schreiben (was auch mit einem Laptop funktioniert).

Geliebtes Kind,

ich habe dich mit der Liebesenergie geflutet, die jede Seele – ob Mensch, Tier oder Pflanze – in ihrer Seelendimension erlebt. Mit der Geburt, dem Ankommen auf der Erde, erfolgt die Trennung von dieser Energie. Was bleibt, sind die tiefe Sehnsucht und der lebenslange Hunger nach genau dieser Quelle. Die Erdatmosphäre löscht mit dem Eintritt in ihr Feld diese allumfassende Energie, um den Seelenplan der Liebes-Herausforderung zu stellen. Genau dafür hat sich dieser wunderbare Planet bereit erklärt.

Zwischenmenschliche Themen beschäftigen Erdbewohner am allermeisten. Für euch Erdbewohner mag das befremdlich klingen, doch denke daran, deine Seele hat diesen Weg alleine gewählt.

Du kannst diese Liebe wieder fühlen, indem du das Gefühl des Getrennt-Seins von anderen Menschen überwindest. Versuche immer weniger zu werten, lass die Menschen sein, wie sie sind, und versuche zu erkennen, dass Verletzungen, die dir zugefügt wurden, dich Demut und Vergeben lehren können, wenn du bereit bist, einen neuen Zyklus in dir zu beginnen. Wir wissen, dass darin für euch Menschen eine echte Herausforderung liegt. Doch darin liegt auch das Geheimnis eines erfüllten Lebens.

Aber ist Werten nicht menschlich? Lernen wir in unserer Leistungsgesellschaft nicht ziemlich schnell, Gut und Schlecht zu unterscheiden? Treibt uns der Materialismus? Immer mehr, immer höher, immer weiter – den ultimativen Kick zu suchen? Doch Toularion wäre nicht Toularion, wenn er nicht weitere Erklärungen auf Lager hätte:

Man kann Folgendes unterscheiden: Es gibt zwei Kategorien von Menschen:

A: Macher
B: Kritisierer

Die Macher fragen nicht, sie tun einfach, sind Vorreiter für Dinge, die so nicht ins menschliche Bild passen. Sie gehen neue Wege, ohne Rücksicht, was andere denken.

Die Kritisierer werten die Macher in Positiv oder Negativ, würden aber eher weniger zum Macher werden.

Die Macher verändern die Welt, die Kritisierer kappen ihre eigenen Flügel.

Entscheide dich bewusst, zum Macher zu werden, um deine Herzensenergie zu verändern. Richte deine Aufmerksamkeit auf das, was du kannst, was dir Visionen zeigen, und nicht auf das, was andere tun.

Sobald sich dein Fokus verlagert, du keine Zeit mehr für das Bewerten verschwendest, kann sich deine menschliche Inkarnation immer stärker an deine Seelenliebe erinnern. Das ist ein Gefühl von Angekommen-Sein und beendet die Suche. Du entscheidest mit jedem Atemzug neu, ob du Macher oder Kritisierer bist. Was bist du, Menschenkind?

Wenn du zusätzlich fünf Minuten am Tag in die Stille gehst und einfach deinem Herzschlag folgst, wirst du viel intensiveren Zugang zu deinem Herzkompass bekommen. Dein Herz kennt deinen Weg und den Erfolg, auch wenn du aktuell nicht zuhörst. Du kannst von dem Gefühl des Benachteiligt-Seins mit jedem bewussten Atemzug in das Gefühl des Glücks umsteigen. Entscheiden kannst nur du, aber auf meine Hilfe beim Finden jederzeit bauen.

Toularion (Dezember 2019)

Ich versuche, mir das sehr zu Herzen zu nehmen, aber es leuchtet mir ein. Werten – wer von uns wertet nicht? Aber inzwischen bin ich aufmerksamer und erkenne, wenn ich irgendetwas oder irgendwen bewerte. Ziemlich anstrengend, aber ich habe das Gefühl, wieder stärker Zugang zu mir selbst zu bekommen. Aufgerüttelt haben mich Toularions Worte in diesem Moment allemal.

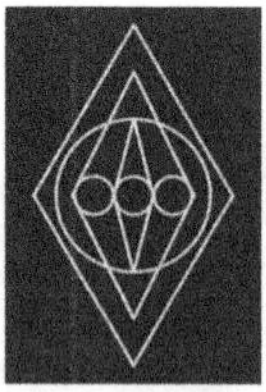

Herausforderungen

Es gibt Tage, da fragt man sich: Was hätte ich eigentlich besser machen können? Rückblick, Schuldgefühle – all das bringt es in solchen Fällen nicht. Doch genau dann erwische ich mich ganz oft dabei, wie ich in meinen alten Mustern lande. Was war passiert?

Ich hatte Einzelsitzungen in München gegeben. Nach Schluss der Einzelsitzungen war ich noch kurz essen und kam dann ins Seminarzentrum für eine Abendveranstaltung zurück. Conny, meine Tourmanagerin, und ich bestuhlten den Raum für die Jahresabschlussmeditation. Es war übrigens der 06.12.2019. Im Nachhinein gesehen, ein sehr spannendes Datum. Unsere Taschen standen unbeaufsichtigt im Zwischengang.

Es kam, wie es kommen musste. Irgendwann stellte ich fest, dass das ganze Geld fehlte. Nicht nur die gesamten Tageseinnahmen von heute – dieser Geldbeutel fehlte komplett –, sondern auch aus meinem privaten Geldbeutel waren alle Scheine weg. Gott sei Dank hatte der Dieb wenigstens diese Börse mit meinen privaten Papieren und Karten liegen lassen. Danke an dieser Stelle.

Spannend ist: Connys Tasche stand genau neben meiner. Ihre Tasche war offen gewesen, es lag nur ein Schal drauf. In ihrer Tasche fehlte nichts.

Der Schock saß tief. Ich, die tiefes Vertrauen zum Thema Geld besaß und das Seminarzentrum als einen sicheren, spirituellen Ort betrachtet hatte – wohlgemerkt, ich hatte das kurz vor meiner Jahresabschlussmeditation entdeckt und musste gleich vor meinen Seminarteilnehmern eine Leistung abrufen und dabei der Geistigen Welt vertrauen.

Und ich bin Mensch! Ich stand regelrecht unter Schock und war sauer auf die Geistige Welt. Wie konnten sie so etwas nur zulassen? Was sollte dieser Quatsch denn? Was zeigte mir das Ganze und, vor allem: Warum haben die da oben nicht aufgepasst?

Puh, ich war völlig neben der Spur. Konnte kaum einen klaren Gedanken fassen. Meine Gruppenteilnehmer kamen, es galt, Ruhe zu bewahren. Ich atmete durch, und da stand Toularion vor mir.

„Ruhig Blut! Mach dir keine Gedanken. Das Menschenkind hatte große finanzielle Not. Bleib im Vertrauen, das Geld kommt auf andere Art und Weise zu dir zurück. Es kommt sogar mit Bonus zurück. Es ist nur eine Geldenergie."

Fertig.

Nur Geld? War der von allen guten Geistern verlassen?

In mir brodelte es, Kummer, Schock und Vorwürfe an mich selbst wechselten sich ab. Ich war gar nicht zugänglich für diese Worte. Doch ich musste gleich vor vollem Haus Leistung bringen. Die Menschen, die extra gekommen waren, um mich zu hören, durfte ich nicht enttäuschen. Ich musste ankommen, runterkommen. Da half nur eins:

Das Urvertrauen wieder herunterladen. Eine meiner liebsten Übungen von Toularion:

Bau in Gedanken vor dir eine Energiekugel auf und stell dir vor, wie du sie mit deiner Lieblingsfarbe flutest. Bitte jetzt Toularion und deine sämtlichen Geistführer, die Energie des Urvertrauens in diese Kugel zu geben.

Nimm einen tiefen Atemzug und stell dich jetzt in diese Kugel, indem du einen Schritt nach vorne gehst. Erlaube jetzt deinem Körper, alle Reaktionen zuzulassen, bremse auch nicht ab, wenn du eventuell ins Schwanken gerätst.

Jetzt lade in Gedanken Toularion und seinen Hohen Rat von Atlantis ein und bitte sie, dich mit der Energie des Urvertrauens neu zu verbinden.

Bitte wiederhole diese Übung die nächsten Tage noch zweimal.

In dem Moment, in dem ich mich in meine Kugel stellte, wurde ich schlagartig ruhiger. Ich konnte sogar schon wieder lächeln.

Aber es erschreckte mich zutiefst, dass ich so intensiv auf den Verlust von Geld reagiert hatte. Auch hier zeigte sich mir, dass meine Glaubenssätze noch lange nicht geheilt waren. Aber: In jedem Verlust liegen ein Erkennen und eine Chance. Und ich habe seitdem wieder fest an meinem Urvertrauen gearbeitet.

Vieles hat sich in den letzten Wochen gezeigt, nach Auflösung regelrecht geschrien, und ich habe erkannt, dass ich für die kommende Finanzkrise noch viel an mir arbeiten muss, um wirklich Rettungsschirm zu sein.

Wer weiß, vielleicht stellst du dich in dieser Zeit ebenfalls als Rettungsschirm zur Verfügung, und ich darf für einen Moment unter deinem Schirm Platz nehmen. Alles ist ein Geben und Nehmen – wenn die Waage in unserem Inneren im Einklang ist, geht es einen großen Schritt voran.

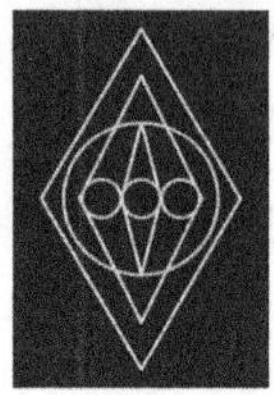

Corpus Callosum?

Auch dieser Begriff tauchte in einem Channeling mit Toularion auf und setzte mich mal wieder vor ein Rätsel. Was war wohl damit gemeint?

Dank Wikipedia wusste ich schnell, dass das Corpus Callosum der sogenannte Gehirnbalken ist. Ein Nerv, der zwischen der linken und rechten Hirnhälfte liegt. Toularion erklärte mir später, dass er als Verbindung zwischen der linken und rechten Hirnhälfte dient, wobei die linke Hirnhälfte zuständig für das rationale Denken und unsere Logik ist, die rechte Hälfte für die Emotion und Intuition.

Dazu muss man wissen, dass das menschliche Gehirn 90 Prozent auf Intuition programmiert ist und nur 10 Prozent der menschlichen Logik dient.

Um es an einem Beispiel zu verdeutlichen:

Wenn dein Kopf denkt: AUFSTEHEN, steht dein Körper auf. Und zwar ohne nachzudenken, welchen Muskel er jetzt wie nutzen muss. Intuitiv steuert das Hirn die entsprechenden Muskeln.

Das Corpus Callosum ist der Übersetzer zwischen den Hirnhälften, insbesondere der Übersetzer der Intuition. Oft wird unsere Intuition aus der rechten Hirnhälfte einfach falsch übersetzt, weil unser Corpus Callosum schlichtweg verkümmert ist. Dabei ist diese Übersetzung so wichtig, um beim Channeln saubere und klare Botschaften zu übermitteln.

Von Toularion stammt folgende Übung, die, mehrfach wiederholt, uns viel stärker in die Klarheit beim Übersetzen unserer Intuition bringt. Dafür benötigen wir allerdings neben Toularion aus seinem Hohen Rat die Zwillinge Ketan und Kantor. Ketan und Kantor sind im Hohen Rat für den Ausgleich und die Erdheilung zuständig.

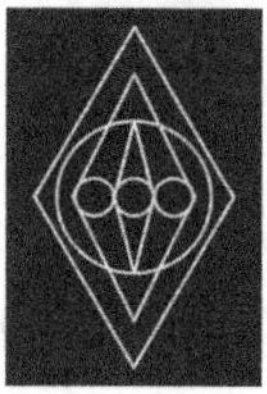

Übung zur Aktivierung des Corpus Callosum

Atme bewusst ein und aus und halte jetzt für einen Moment die Luft an. Zähle in Gedanken bis drei und atme dann wieder aus. Lade jetzt Ketan und Kantor in dein Energiefeld ein.

Konzentriere dich jetzt bitte bewusst auf dein schlagendes Herz. Es ist egal, ob du dir ein menschliches oder ein gemaltes Herz vorstellst. Lege jetzt für einen Moment eine Hand in deinen Herzbereich und fühle deinen Herzschlag. Nimm die Hand wieder weg und bitte dein Herz, sich wie ein 3-D-Bild ungefähr 5 cm vor deinem Herzbereich in deinem Energiefeld zu positionieren. Atme dabei tief ein und aus und achte darauf, wie es sich anfühlt. Keine Angst, Energie folgt immer der Aufmerksamkeit, du kannst nichts falsch machen.

Bitte jetzt die Moleküle in deinem Herzbereich, sich in eine Rechtsdrehung zu formieren und sachte rechts herum aufzuschwingen. Du musst dir gar nichts dabei vorstellen, du gibst einfach das Kommando, und dein Körper erledigt das. Solltest du dabei starkes Herzklopfen spüren, schreibe dir einfach mit dem Finger eine liegende Acht (8) auf den Herzbereich.

Jetzt konzentrierst du dich auf dein Corpus Callosum und bittest es, sich ca. 5 cm über deinem Kopf zu positionieren. Spüre einen Moment hinein, wie sich das anfühlt. Du bist jetzt intensiv in einer Zentrifugalkraft mit zwei sich entgegengesetzten Komponenten. Lass es einfach für einen Moment zu und lehne dich zurück. Sollte es dir Kopfdruck verursachen, dann schreibe dir bitte einfach mit dem Zeigefinger die liegende Acht auf die Stirn.

Zähle jetzt langsam bis 15, dann bittest du das Corpus Callosum auf seinen Platz zurück. Atme einen Moment ein und aus und bitte dann dein Herz, in den Herzbereich zurückzukehren.

Am schnellsten aktivierst du diesen Nerv, wenn du diese Übung an 21 Tagen hintereinander machst.

Viel Freude beim Ausprobieren. Je öfters man es macht, desto besser und schneller wird „aufgeräumt“. Mir ist diese Übung sehr ans Herz gewachsen.

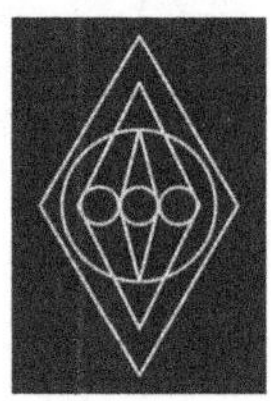

Blitzheilung aus dem ursprünglichen Toularion-Büchlein

Wichtig:

Jede Krankheit hat eine seelische Ursache! Diese Methode lindert nur die körperlichen Symptome, nicht aber die seelischen. Und sie ersetzt auch keinen Arztbesuch und sagt auch NICHT aus, dass du alle Medikamente absetzen kannst.

Die Blitzheilung für dich selbst

Stelle dich ganz entspannt hin und atme tief und bewusst in deinen Bauch hinein. Je lockerer und entspannter du bist, desto leichter wird dir alles fallen.

Bitte jetzt Toularion, hinter dir dein Energiefeld zu betreten, und halte einen Moment inne. Was spürst du?

Viele Menschen spüren Kälte oder Wärme, ein sanftes Kribbeln, wieder andere spüren einfach instinktiv, dass ER da ist. Ruft man ihn in der Gruppe, spürt man seine Energie meistens noch viel intensiver. Bei Vorträgen ist das für viele immer das erste AHA-Erlebnis. Hier fällt es auch den meisten Menschen sehr leicht, die im Verstand zu Hause sind. Solltest du ihn nicht spüren, fahre einfach mit den weiteren Übungsschritten fort. Wichtig ist: Nicht beirren lassen! Manchmal erwartet man einfach zu viel und baut einen inneren Druck auf. Übung macht den Meister, und mit der Zeit wirst du Toularion immer deutlicher in deinem Energiefeld spüren. Mach dir klar, dass es nicht wirklich um das Spüren geht, sondern um den Heilerfolg dahinter.

Bitte Toularion jetzt, dir eine Zahl zu diktieren. Der erste Impuls, den du erhältst, ist richtig. Er ist noch nicht vom Verstand überlagert. Da in diesen Zeilen Toularions Energie steckt, kann es auch passieren, dass du bereits beim Lesen Zahlen bekommst, obwohl du noch gar nicht mit ihm verbunden bist. Diese Zahl ist meistens ein- bis fünfstellig, in seltenen Fällen auch länger. Lass dich auch hier nicht in Schablonen pressen. Hör auf dein Bauchgefühl, Toularion hilft dir dabei.

Merke dir diese Zahl jetzt und frage Toularion, auf welchen Körperteil du sie schreiben sollst. Hast du Sorge, dir diese Zahl nicht merken zu können, lege dir am Anfang Papier und Bleistift bereit. Sei dir aber gewiss: Das brauchst du nur am Anfang. Nimm jetzt deinen Zeigefinger und schreibe dir die Zahl auf den genannten Körperteil so, wie DU (ganz wichtig) es für richtig hältst. Konzentriere dich dann wieder kurz auf Toularion und frage ihn, ob du eine weitere Zahl benötigst. Falls ja, fahre fort wie bisher. Falls nein, bedanke dich bitte herzlich bei Toularion und entlasse ihn wieder aus deinem Energiefeld.

So einfach ist das Grundgerüst. Und mal ehrlich: Sich seiner Kopfschmerzen mit einer Atlantiszahl zu entledigen ist doch bedeutend schneller, als eine entsprechende Tablette einzuwerfen. Nebenwirkungen hat die Zahlenmethode übrigens keine! Hast du beim Ausprobieren etwas zu verlieren?

Übrigens hat die Vergangenheit gezeigt: Je schneller Migränepatienten auf die ersten Anzeichen ihres Körpers reagieren und sich eine entsprechende Zahl geben, desto unwahrscheinlicher ist es, dass sich die Migräneattacke festsetzen kann. Interessant für mich daran war, dass bei den Migräne-„Versuchskaninchen“ die Zeitabstände zwischen den Migräneanfällen immer länger wurden beziehungsweise die Anfälle bei manchen gar nicht mehr erschienen.

Wenn das nicht Mut macht, mit Vertrauen an die Sache heranzugehen...

Für alle, die hiermit nicht zurechtkommen oder noch keinen Erfolg zu vermelden haben: Nicht verzagen! Die Trickkiste mit den Geheimtipps folgt auf den nächsten Seiten.

Was ist, wenn du anderen mit dieser Methode helfen willst?

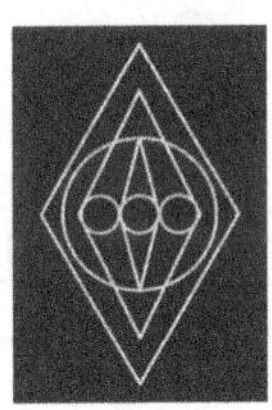

Blitzheilung für Dritte

Hier ist es Toularion äußerst wichtig, dass du vorher um Erlaubnis bittest. Und: Bitte niemals jemandem eine Nummer aufdrängen, der sie nicht haben möchte. Toularion möchte niemals manipulieren, wir haben es hier mit einer sonnigen, liebevollen, reinen – wenn auch äußert kraftvollen – Energie zu tun. Wenn du dir das zu Herzen nimmst, wirst du viel Erfolg und Freude an dieser Methode haben.

Der Anfang ist genauso, wie oben beschrieben. Du holst dir liebevoll Toularion in dein Energiefeld, bittest um eine Zahl und legst los. Allerdings hast du hier immer drei verschiedene Zahlen:

- Die erste Zahl ist immer für die körperliche Ursache. Toularion sagt dir klar, auf welchen Körperteil diese geschrieben werden muss.
- Die zweite Zahl ist immer für die Stirn oder den Nacken und meistens dreistellig. Höre auch hier genau auf den ersten Impuls, dieser entsteht auf der Gefühls- und nicht auf der Verstandesebene.
- Die dritte Zahl ist immer die 77 und wird auf dem Puls an der linken Hand aufgetragen. Laut Toularion schließt man damit das Eingreifen in ein fremdes Energiefeld mit Respekt und Dankbarkeit ab.

So einfach und leicht kann es tatsächlich sein, also nicht zweifeln, sondern einfach tun!

Am Anfang ist es sicher schwer, den Verstand auszuschalten und die Methode einfach auszuprobieren. Je öfter du jedoch trainierst, desto schneller läuft ein Automatismus ab, bei dem dir die Zahlen und die entsprechenden Körperteile in Gedanken regelrecht zufliegen.

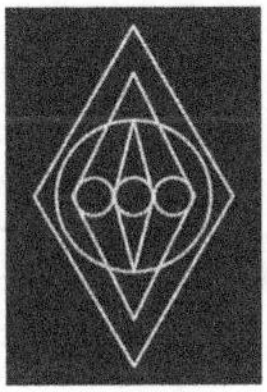

Blitzheilung für Tiere

Frage hier bitte das Tier und seinen Schutzengel in Gedanken oder mit sanfter Stimme um Erlaubnis. Das ist eine Geste des Respekts anderen Wesenheiten gegenüber, und dein Tier versteht dich sehr genau, sei dir dessen bitte bewusst. Respekt allen Lebewesen gegenüber steht für Toularion und seinen Hohen Rat an erster Stelle, bitte vergiss das niemals!

Fairerweise muss ich jetzt zugeben, dass ich bisher nur Erfahrungen mit Hunden und Katzen habe. Für diese Vierbeiner kann ich Folgendes weitergeben:

- Die erste Zahl ist immer für die körperliche Ursache. Toularion gibt dir hier den entsprechenden Körperteil vor.
- Die zweite Zahl ist immer für die Seele und wird hinter das linke Ohr geschrieben.
- Die dritte Zahl ist bei Tieren die 79 und geht immer auf das linke Vorderbein beziehungsweise die linke Vorderpfote.

Hast du es mit einem Vogel, einer Echse, einem Goldfisch oder anderen Tieren zu tun, vertraue bitte Toularions klarer Führung. Bei Tieren kannst du außer Toularion noch Esron aus seinem Hohen Rat in dein Energiefeld rufen.

Esron hat im Hohen Rat die Funktion eines Bindeglieds zwischen Tier und Mensch. Ich habe die Erfahrung gemacht, dass nervöse, aufgeregte Tiere sofort ruhiger werden, wenn man Esron gemeinsam mit Toularion in das Energiefeld des Tiers und in sein eigenes Energiefeld ruft.

Beispiel aus der Praxis:

Mein Hund Bacco, ein waschechter italienischer Mischling, von dem ich schon erzählt habe, war ein stolzer Rentner von 17 Jahren. Hin und wieder wurde er zum Gigolo, vergaß sein Alter und sauste den Hundedamen hinterher. Das war natürlich Gift für seine alten Knochen, vor allem der Rücken machte ihm dann zu schaffen, und er kam jammernd und hinkend zurück. Ich habe ihm dann eine 4-stellige Zahl auf den Rücken geschrieben, hinter das linke Ohr die 12 und auf die linke Vorderpfote die 79. Er war dabei brav wie ein Lamm, und ich konnte mir sicher sein, dass das Hinken gleich darauf weg war. Übrigens war Bacco für sein Alter ansonsten topfit, und ich glaube wirklich, dass die Blitzheilung einen großen Anteil daran hatte.

Inzwischen ist er ja nun auch, wie ich in einem Kapitel vorher erzählt habe, nicht mehr auf dieser Ebene, und ich vermisse ihn nach wie vor.

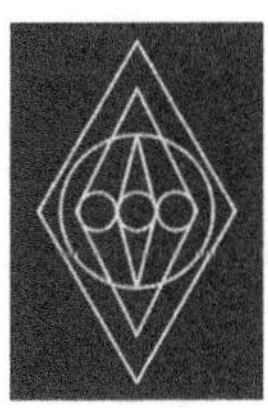

Anwendung bei Pflanzen

Zu meiner Schande muss ich gestehen, dass ich alles andere als einen grünen Daumen habe. Meine Pflanzen haben es nicht leicht mit mir. Umso mehr freue ich mich, dass auch die Pflanzenwelt auf die Blitzheilung anspricht. Hier bitte auch in Gedanken oder mit sanfter Stimme die Pflanzen um Erlaubnis bitten.

Du kannst dir neben Toularion noch Salina aus dem Hohen Rat von Atlantis hinzurufen. Salinas sanfte Energie fördert den göttlichen Heilstrom zwischen Natur und Mensch. Liebevoll wiegt Salina Pflanzendevas (Feen und kleine Elfen, die in den Pflanzen zu Hause sind) in ihren Armen, wenn sie mit ihrer Heimatpflanze leiden, und allein durch ihre Anwesenheit schöpfen Devas und die Pflanze wieder Kraft.

Hier gilt für die Zahlen Folgendes:

- Die erste Zahl auf ein Blatt oder den Stamm.
- Die zweite Zahl immer mit dem Finger auf die Erde schreiben. Selbstverständlich geht das auch auf Seramis oder Hydrokultursteinchen.
- Die dritte Zahl auf ein Blatt Papier unter das Gießwasser (sprich Gießkanne...) legen.

Okay, bei Kakteen bitte auch von Toularion leiten lassen, hierbei könnte es beim Schreiben der Zahl auf den Stamm etwas stachelig werden.

Auch hier gilt: Sei offen, und du wirst mit Leichtigkeit von Toularion deinen eigenen Rat bekommen und Erfolge erleben.

Aber ich beichte gleich: Bei meinen Weihnachtssternen mache ich mit dieser Methode keinen Stich. Ich glaube, Weihnachtssterne und ich haben grundsätzlich ein gestörtes Verhältnis, während ich in meinem Lädchen eine Blattpflanze hatte, die mit dieser Methode dem Tod noch einmal von der Schippe gesprungen ist. Sie hat sich in Windeseile erholt und war lange Zeit ein richtiges Aushängeschild für die Zauberwolke.

Mit Toularions Heilenergie ein Zimmer energetisieren

Ich weiß aus meinen Atlantis-Vorträgen, dass dieser Punkt hauptsächlich bei den Männern ein Stirnrunzeln auslöst.

Logisch, denn anders als beim Heilen am eigenen Körper kann ich das im Vortrag mit der Praxis nicht wirklich belegen. Der Aha-Effekt, der sich bei den Zweiflern einstellt, wenn sie spüren, wie sich im Körper etwas bewegt, fehlt im Vortrag aus verständlichen Gründen ganz. Von daher möchte ich hierzu jetzt ein wenig ausholen...

Liebe Zweifler, lest bitte erst diesen Abschnitt zu Ende. Habe ich euch nicht überzeugt, klappt das Buch einfach zu.

Manchmal ist es mehr als sinnvoll, ein Krankenzimmer oder andere Zimmer mit der Heilenergie von Toularion und seinem Hohen Rat von Atlantis zu energetisieren.

Du wirst schnell spüren, dass sich die Energie im Raum umgehend verbessert. Es fühlt sich an, als würde ein Staubsauger alle Schwere einfach aus dem Zimmer saugen und mit einer milden Meeresbrise wieder füllen. Auch das ist kinderleicht und ohne Anstrengung möglich. Allerdings solltest du, um die Energie auf Dauer zu verbessern, einen Bergkristall (am besten einen rohen Stein) verwenden. Größe und Form spielen keine Rolle, das hängt von deinem Geschmack ab. Du kannst gerne einen Bergkristall verwenden, der sich schon in deinem Besitz befindet. Wenn du dir einen neuen Stein zulegst, dann achte beim Aussuchen auf deinen ersten Impuls.

Hier nun die Reihenfolge für das Energetisieren eines Zimmers:

- Stell dich, wenn möglich, in das Zimmer, um das es geht. Kannst du das nicht, dann stell dir in Gedanken vor, dass du dich in dem Zimmer befindest.
- Nimm den Bergkristall in die Hand, bitte Toularion, den Stein von allen störenden Energien zu reinigen, und warte einen Moment ab.
- Bitte Toularion um eine Zahl und schreibe diese mit dem Finger auf den Bergkristall.
- Lege den Bergkristall dann in die linke Hälfte des Zimmers (immer von der Eingangstür im Rücken her gesehen) und bedanke dich bei dem Stein und Toularion.
- Solltest du den Stein verschicken wollen, wickele ihn vor dem Versand in ein Stück Stoff und schreibe mit dem Finger auf den Stoff einmal die Zahl 44.

Frage mich jetzt bitte nicht nach dem Warum, ich habe mir angewöhnt, Toularions präzise Auskünfte als gegeben hinzunehmen und dann einfach auszuprobieren. Bisher war es immer ein voller Erfolg!

Der Stein sollte einmal im Monat neu programmiert werden.

Warum den Raum damit energetisieren?

Während einer Krankheit sind wir oft niedergeschlagen oder empfinden Angst. Auch Gefühle sind Energie, diese fließt nicht ab und wird in den Wänden oder in den Gegenständen im Raum gespeichert.

Erinnere dich einmal kurz an deinen letzten Besuch in einem Krankenhaus. Schon unten an der Pforte spürt man oft eine Schwere, die sich nicht so einfach beschreiben lässt. Die große Ausnahme bildet hier meistens die Wöchnerinnenstation. In den Zimmern der frischgebackenen Mütter ist meistens pures Glück gespeichert. Achte das nächste Mal darauf, wenn du jemanden in der Klinik besuchst.

Ein Raum gewinnt durch den energetisierten Bergkristall sehr – auch wenn du dich für wenig feinfühlig hältst, ist das Ergebnis deutlich spürbar.

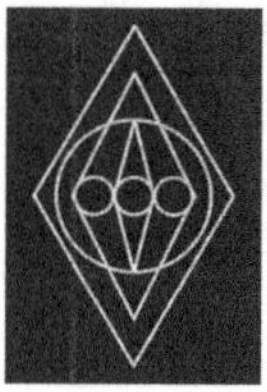

Noch Fragen?

Während oder nach meinen Vorträgen treten bei vielen Testern der Blitzheilung noch Fragen auf. Die gängigsten möchte ich hier zusammenfassen.

Frage:

In welchen Fällen braucht die Schmerzlinderung etwas länger?

Wenn die Schmerzen schon über Jahre hinweg chronisch sind oder Medikamente eingenommen wurden, verzögert sich die Zeitdauer.

Hier ein Beispiel aus einem meiner Vorträge zum Vergleich und besseren Verstehen:

Ich hatte mir zwei Personen während eines 30-minütigen Vortrags auf die Bühne geholt. Bei Vortragsbeginn:

- Herr A. litt seit zehn Jahren unter chronischen Rückenschmerzen und nahm starke Schmerzmittel. Auf der Schmerzskala von 1 bis 10 war er bei 9 – also fast unerträgliche Schmerzen.

- Frau B. hatte Ohrenschmerzen und war zu Beginn des Vortrags auf der Schmerzskala bei einer 4, hatte aber keine Medikamente genommen.

Während des Vortrags nahm die Schmerzskala von Herrn A nur langsam ab. Nach Ende des Vortrags waren wir erst bei

6, was für ihn zwar schon eine enorme Verbesserung war, für mich aber noch sehr unbefriedigend.

Frau B dagegen war tatsächlich nach zehn Minuten schmerzfrei.

Fazit: Manchmal braucht man Geduld – nicht verzagen, sondern die Menschen nach ihrer Schmerzskala fragen. Oft werden sie sich dann erst bewusst, was sich im Körper wirklich bewegt.

Frage:

Wenn sich kein umgehender Erfolg einstellt, kann man dann noch irgendetwas tun, damit sich die Schmerzen auf der Skala nach unten bewegen?

Ja, man kann. Wenn sich innerhalb von fünf Minuten keine oder nicht wenigstens eine leichte Besserung einstellt, dann bitte auf den Innenknöchel des linken Fußes die Zahl 337 schreiben. Diese Zahl ist der sogenannte Turbobeschleuniger. Aber bitte nur dann anwenden, wenn wirklich nichts in Bewegung kommt.

Frage:

Reicht es wirklich aus, wenn ich die Zahl nur mit dem Finger schreibe, und muss ich dabei etwas beachten?

Du kannst den Kugelschreiber oder den wasserfesten Stift beruhigt weglegen. Deine Finger genügen völlig. Du musst nur darauf achten, wie du von Toularion die Zahl erhältst. Lautet deine Zahl 4 28 11, schreibst du sie bitte auch genauso auf. Bekommst du die Zahl als 42811 quasi in einem Rutsch durchgegeben, schreibst du sie auch ohne Leerzeichen auf. Sei hier bitte achtsam.

Frage:
Ist meine Zahl für beispielsweise Rückenschmerzen jeden Tag gleich?

Nein, du fühlst dich ja auch nicht jeden Tag gleich. So lange dir die Zahl guttut, benutze sie. Wenn du merkst, dass die Wirkung nachlässt, lass dir eine neue Zahl geben. Fange hier nicht an, eine Gesetzmäßigkeit zu suchen, damit verschwendest du deine Zeit. Ich selbst habe es trotz zig Versuche nicht herausbekommen.

Frage:
Muss ich die Zahlen spiegelverkehrt schreiben?

Ganz sicher nicht, das würde die Sache nur kompliziert machen.

Frage:
Wie lange kann ich die Zahl benutzen?

Ich habe die Erfahrung gemacht, dass es drei Kategorien gibt:

1. Menschen, die innerhalb von fünf Minuten schmerzfrei sind. Diese brauchen ihre Zahl nie wieder. Wozu auch? Übrigens meistens bei Menschen, die völlig offen und neugierig an diese Methode herangehen.

2. Menschen, die nach zwei bis drei Tagen eine neue Zahl brauchen. Wie eingangs erwähnt, gibt es für jede körperliche Ursache auch eine seelische. Wir behandeln mit dieser Methode nur die körperlichen Ausläufer. Halte dir das klar vor Augen. Verändert sich die seelische Ausgangssituation nicht oder verschließt man die Augen vor der Realität, hat es diese simple Methode schwerer. Um seelischen Ursachen auf den Grund zu gehen, ist es oft hilfreich, in dem Klassiker von Louise L. Hay „Heile deinen Körper" nachzuschlagen.
3. Menschen, die mehrmals täglich eine neue Zahl benötigen. Oft liegt hier ein langer chronischer Leidensweg zugrunde. Hier benötigt man einfach Geduld. Sei versichert, die Methode lindert auf Dauer auch diese Schmerzen, und sie bleiben auch immer länger aus. Hier ist es wichtig, dass du am Ball bleibst.

Hast du eine chronische Krankheit, die nachweislich da ist, aber keine Schmerzen verursacht, kann ich dir nur raten, es ebenfalls auszuprobieren. Ich habe keine eigenen Erfahrungswerte hierzu. Du hast bei dieser Methode definitiv nichts zu verlieren. Doch auch hier noch einmal die ausdrückliche Warnung: Setze niemals ohne Rücksprache mit dem Arzt Medikamente ab!

Ich kann dir aber versprechen, dass diese Zahlen keine Risiken und Nebenwirkungen haben. Du machst also nichts falsch, egal, wie lange du sie benutzt. Nur die Wirkung kann recht schnell nachlassen.

Achtung!

Menschen, die starke Schmerzmittel nehmen (müssen), haben meistens eine riesige Zeitverzögerung. Hier setzt die Wirkung oft erst nach etwa 45 Minuten ein und hält auch oft nur vier bis fünf Stunden an. Wenn jemand Antidepressiva nehmen muss, haben wir festgestellt, dass es sinnvoll ist, die Zahl VOR Einnahme des Medikaments zu schreiben. Die Wirkung setzt bedeutend schneller ein und hält dann auch etwas länger an.

Bitte niemals eine Dauermedikation ohne Rücksprache mit dem Arzt beenden, auch wenn du meinst, sie mit den Zahlen nicht mehr zu brauchen.

Frage:

Muss ich Toularion vorher mitteilen, wo meine Schmerzen oder mein Krankheitsherd liegt?

Nein, das ist nicht nötig. Die Geistige Welt kennt deine Anliegen genau. Darauf darfst du getrost vertrauen.

Frage:

Kann ich Dritten auch durch das Telefon helfen?

Klar kannst du das. Derjenige muss sich die Zahlen dann nur selbst auf den Körper schreiben, aber bitte auch hier mit der 77 auf dem linken Puls abschließen.

Frage:

Hilfe – ich bekomme keine Zahl, egal, wie sehr ich mich bemühe.

Bei manchen Menschen ist das einfach so. Auch hier gibt es einen einfachen, unkomplizierten Trick: Bitte Toularion, dir anstatt Zahlen Buchstabenkombinationen zu geben. Die Methode ändert sich dadurch nicht. Wichtig ist nur, dass du nicht verzweifelt versuchst, aus den Buchstaben ein Wort zu bilden. Nimm die Buchstaben so, wie du sie bekommst, als gegeben hin.

Frage:
Hilfe – ich bekomme keinen Zugang zu Toularion.

Hier gibt es einige Tricks und Kniffe, die dir den Einstieg erleichtern. Du benötigst diese Hilfsmittel nur am Anfang, und auch nur dann, wenn du Toularion wirklich nicht spürst beziehungsweise keine Zahlen erhältst. Mit der Zeit wirst du immer sicherer und schneller:

Manchmal reicht es einfach, zwölfmal intensiv in den Bauch zu atmen. Lege deine Hand auf den Bauch und spüre, dass dein Atem auch wirklich tief nach unten in deine Bauchhöhle fließt. Einfach um ruhiger zu werden und die innere Uhr besser auf Toularion richten zu können. Hin und wieder genügt es auch, einfach in die Stille zu gehen und eine Kerze abbrennen zu lassen.

Die luxuriösen „Ferrari“-Hilfsmittel gibt es natürlich auch:

Der Larimar gilt als der Atlantis-Stein schlechthin, er ist aber preislich nicht günstig. Es ist ein wunderschöner blauer Edelstein. Einfach locker in der Hand halten, und du wirst sehen, dass der Kontakt mit einem Mal kinderleicht wird. Größe oder genaues Farbenspiel sind völlig ohne Bedeutung, er muss dir einfach nur gefallen. Ich trage selbst nach so langer Zusammenarbeit mit Toularion meistens einen Larimar bei mir, wenn ich Seminare oder Workshops gebe, da der Larimar nicht nur die Verbindung zu dem Hohen Rat von Atlantis erleichtert, sondern gleichzeitig auch stark erdend ist. Meine Seminarteilnehmer sind immer ganz erstaunt, wie dieser Stein zu pochen anfängt, wenn man mit Toularion arbeitet. So wird es euch mit eurem Stein auch ergehen, wenn er regelmäßig bei der Arbeit mit Toularion genutzt wird.

Aber Vorsicht: Eine Variante von Aragonit ist dem Larimar zwar optisch sehr ähnlich, hat aber nicht dessen Wirkung.

Es funktioniert auch mit einem einfachen Kieselstein, den du einem fließenden Gewässer entnommen hast. Du solltest ihn nur regelmäßig wieder dem fließendem Wasser zurückgeben und einen neuen entnehmen. Bedanke dich bei dem Stein, bevor du ihn dem Wasser wieder übergibst. Spüre in den Stein ab und zu hinein. Du wirst spüren, wenn seine Energie nachlässt und du ihn austauschen musst.

Auch der türkisfarbene Pommander von Aura Soma oder Aura-Soma Equilibrium Öl, Flasche 33 (bekannt als die Delfin-Flasche), erleichtert am Anfang den Zugang.

Einem Freund von mir hat am Anfang immer eine CD mit dem Gesang der Wale und Delfine geholfen. Die Liste der Möglichkeiten ist lang, und ich bin überzeugt, dass jeder sein Hilfsmittel findet, sofern er eins benötigt.

Jeder sollte das Mittel wählen, das ihn anspricht. Toularion wird niemals seine Hilfe verwehren oder gar die Art deines

Mittels bestimmen. Er und sein Hoher Rat wollen unbedingt für die Menschen hilfreich sein. Wenn du dir das vor Augen hältst und Toularion symbolisch ein Stück die Hand reichst, wirst du sehen, wie leicht alles fließt. Auch wenn du deine innere Stimme seit Jahren verschüttet hast und völlig im Verstand bist – er lässt dich niemals im Stich, wenn du ihn rufst. Allerdings: Der Mensch hat seinen freien Willen, ungebeten wird Toularion nicht eingreifen.

Ich möchte dir nochmals intensiv etwas bewusst machen, auch wenn ich es bereits mehrmals erwähnt habe:

Auch wenn es dir am Anfang zäh und mühsam erscheinen mag, mit ein wenig Übung erhältst du mit der Zeit deine Zahl in Sekundenschnelle, und zwar ohne Hilfsmittel. So kannst du diese Methode überall anwenden.

Ist es nicht schön, dass hier nach einer gewissen Übungszeit kein Schnickschnack mehr notwendig ist? Ich finde, das ist es, was die Heilmethode um Toularion auszeichnet. Du brauchst keine teuren Seminare, musst nicht zig Abläufe auswendig lernen und immer wieder nachlesen, wie es denn jetzt geht. Hast du die Methode verinnerlicht und bist bereit zu vertrauen, dann hast du im Handumdrehen Erfolg.

Frage:

Brauche ich die Zahl 77 auf meinen linken Puls auch dann, wenn ich mir meine eigene Zahlen direkt von Toularion geben lasse?

Nein! Nur wenn du in den Energiekreislauf eines anderen Menschen eingreifst.

Laut Toularion verabschiedet man sich mit dieser Zahl aus dem Energiekreis des anderen und bedankt sich gleichzeitig dafür, dass man Hilfe geben durfte. Eine schöne Geste, die uns ja auch nicht wehtut.

Tiere und Pflanzen haben ihre eigenen Zahlen, hier wird anders abgeschlossen. Bitte einfach in diesen Abschnitten noch einmal nachlesen, wenn du unsicher bist.

Frage:

Was mache ich, wenn ich die Atlantisenergie als zu heftig und zu schnell empfinde?

Teile das Toularion umgehend mit und bitte ihn, seine Energie so sanft einzusetzen, wie es für dich angenehm ist. Empfindsame Menschen spüren diese kräftige Energie oft so intensiv, dass sie das Gefühl haben, im Windkanal zu stehen. Keine Scheu, Toularion entschleunigt umgehend.

Frage:

Kann ich damit auch seelisches Leiden lindern?

Vor einiger Zeit hätte ich diese Frage noch mit einem klaren NEIN beantwortet. Inzwischen hat mich auch hier die Erfahrung eines Besseren belehrt. Gerade beim Verarbeiten von Trauer oder gar bei Liebeskummer kann man mit den Zahlen einiges lindern. Auch wenn die Wirkung hier oft nur in kleinen Schritten spürbar ist, bringt sie dem Betroffenen doch Erleichterung. Ich glaube, dass jedes Stückchen, das damit leichter geht, wieder ein kleiner Hoffnungsschimmer am Horizont ist. Natürlich kann uns diese Methode unsere Probleme beziehungsweise die Ursache des Trauerns oder des Liebeskummers nicht nehmen, aber eine Erleichterung ist für den Betroffenen oft schon ein erster Schritt in die richtige Richtung. Probiere es einfach für dich aus. Da es keine Nebenwirkungen gibt, kannst du ja nichts falsch machen.

Frage:

Wenn zwei verschiedene Menschen für die gleiche dritte Person channeln, müssen diese dann zwangsläufig die gleiche Zahl von Toularion erhalten?

Vom logischen Verstand her eigentlich ein klares Ja, aber ich habe das noch nie geschafft. Aber auch wenn wir verschiedene Zahlen hatten, hat doch jede geholfen.

Frage:

Kann man damit auch in der Gruppe heilen?

Natürlich, man verstärkt sogar die Schnelligkeit der Heilung. Jeder, der sich beteiligen möchte – das Einverständnis der betreffenden Person immer vorausgesetzt –, schreibt in beliebiger Reihenfolge die Zahl auf den Körperteil, der ihm übermittelt wird.

Achtung: Jeder, der eine Zahl schreibt, sollte nicht vergessen, mit der Zahl 77 abzuschließen.

Ihr werdet über das Ergebnis der Gruppenenergie erstaunt sein, es ist wunderbar, mit anzusehen, was man damit für den Betroffenen bewegen kann.

Frage:

Gibt es einen Trick, damit der Körper die Informationen der Zahlen leichter aufnimmt?

Ja, es ist sehr hilfreich, vorher ein Glas Wasser zu trinken. Bevorzugt stilles Wasser.

Frage:

Ist es hilfreich, zusätzlich mit der ersten Zahl auch das Wasser zu energetisieren?

Ja, chronisch Kranke sollten sich die Zahl, die sie zuerst bekommen, auf einen Zettel notieren und einen Tag unter ihrem Trinkglas liegenlassen. Das Wasser speichert die Information dieser Zahl und gibt sie beim Trinken an unseren Körper ab. Wir verstärken die Wirkung sozusagen von innen und fahren zweigleisig. Aber bitte nicht unter ein Glas legen, das mit Alkohol gefüllt ist.

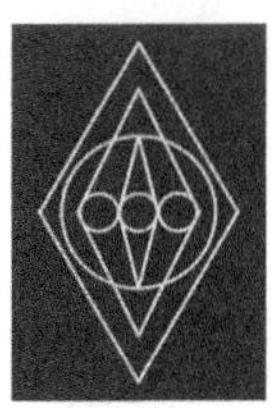

Kleiner Zahlenkatalog

Hier einige gängige Zahlen für alle, die sich am Anfang das Channeln einer eigenen Zahl nicht wirklich zutrauen und erst mit vorgegebenen Zahlen üben wollen.

Aber Achtung:

Es handelt sich um allgemeine Zahlen, aber individuelle Zahlen wirken immer schneller und noch erfolgreicher. Die vorgegebenen Zahlen dienen einfach dazu, sich mit der Methode vertraut zu machen und Sicherheit zu gewinnen. In etwa so, wie ein Fahrsicherheitstraining beim Autofahren. Stures Auswendiglernen von Zahlen ist bei dieser Methode auf keinen Fall erwünscht. Sie soll Leichtigkeit in dein Leben bringen und nicht mit großer Arbeit verbunden sein.

Hand aufs Herz: Wer möchte schon zig Zahlenreihen und ihre Bedeutungen auswendig lernen? Oder, noch schlimmer: beim Heilen nur mit einem Büchlein agieren können? Diese Zahlen sind wendig und spritzig – nutze dieses Potenzial! Trau dich und klebe jetzt nicht an diesen paar Zahlen hier fest.

100 auf die Stirn

Konzentration auf das Wesentliche. Kleiner Kniff vor anstehenden Prüfungen, aber auch einfach vor einer Meditation, um Ablenkungen von außen leichter auszublenden.

219 auf den rechten Puls

Der „Fitmacher" bei Müdigkeit oder Energielosigkeit. Sozusagen der Zahlen-Koffein-Schub.

333 auf das linke Schulterblatt

Die Notfallnummer bei starker Trauer. Wirkt sehr beruhigend, und man fühlt sich wie in Watte gepackt. Bitte geh sparsam mit dieser kraftvollen Zahl um, da sie wirklich nur begrenzt wirken kann.

411 hinter das linke Ohr

Die schnelle Notfallzahl, wenn sich eine Migräne ankündigt. Herzlichen Dank an die Menschen, die mit dieser Nummer für mich geübt haben.

743 auf die Fußsohle

Sofortige Erdung und der Ruhepunkt.

932 – der Schmerzstiller

Bitte ca. drei cm über dem Po, mittig auf die Wirbelsäule. Diesen Punkt nennt Toularion den zentralen Nervenpunkt, in dem unsere ganze alte Atlantis-Heilkraft gespeichert wird. Hierauf zu schreiben stößt den Heilungsprozess schleunigst an und beginnt, die Schmerzen zu lindern. Allerdings an dieser Stelle noch einmal, weil es so wichtig ist:

Eigene, individuelle Zahlen wirken schneller und noch effektiver!

24118 auf einen Zettel unter das Kopfkissen

Ich kann es bis heute kaum glauben, aber es funktioniert. Es gibt eine Zahl für ruhigen, erholsamen Schlaf...

Meine ersten Gehversuche mit dieser Heilmethode

Okay, Toularion hatte mir diese Methode übermittelt. An wem, bitteschön, sollte ich sie nun testen und probieren?

Wie schon öfter erwähnt, ist mein Mann ein ausgezeichneter Heiler, der einen hervorragenden Ruf genießt. Was würde er zu dieser Methode sagen? Am Anfang wollte ich es gar nicht wirklich ausprobieren. Heilen war nicht mein Thema. Ich war mit Leib und Seele Medium, und für das Heilerische war er zuständig.

Während ich noch darüber nachgrübelte, ob ich es überhaupt ausprobieren sollte, entwickelte es sich unfreiwillig zu einem Selbstläufer.

Ich hatte abends einen Engel-Meditationsabend. Nach und nach trudelten alle Teilnehmer ein, zu guter Letzt Andrea mit schmerzverzerrtem Gesicht. „Ich glaube, ich kann nicht bleiben, ich habe seit vier Wochen wahnsinnige Rückenschmerzen, und alle Spritzen beim Arzt helfen mir gerade gar nicht..."

Ohne nachzudenken fragte ich, ob ich etwas probieren dürfte. Ich bin mir noch nicht einmal sicher, ob ich Andreas Antwort abgewartet hatte, sondern schrieb ihr blitzschnell eine Zahl auf den Rücken.

Während wir die Kerzen entzündeten und jeder seinen Stuhl zurechtrückte, kam ein lautes Jauchzen aus Andreas Ecke: „Was hast du gemacht? Ich bin schmerzfrei, ich fasse es nicht! Wie hast du das gemacht?"

Jetzt war ich sprachlos und konnte es nicht begreifen. Toularion stand strahlend hinter Andrea und zwinkerte mir zu. Natürlich wollten jetzt alle wissen, wie ich das bewerkstelligt hatte, und so erklärte ich ihnen kurz und bündig die Methode. Sofort fing jeder an, seinen eigenen Heiler zu spielen, und die meisten hatten auf Anhieb Erfolg. Alle waren sich einig: Es war kinderleicht und die Ergebnisse teilweise rasend schnell. Mein Herz hatte verstanden, mein Verstand bei weitem noch nicht. Placebo-Effekt – redete ich mir ein. So leicht kann es doch nicht wirklich sein...

Nach Ende der Meditation war Andrea übrigens immer noch schmerzfrei. Das ist jetzt schon einige Jahre her und hat tatsächlich angehalten.

Abends erzählte ich alles meinem großen Heiler zu Hause. Er war begeistert und beschloss, es schnellstmöglich selbst ausprobieren. Er fand meine Gehversuche toll und war offen für Toularions Heilung, die um einiges schneller war als seine Methode. Doch funktionierte es anfänglich bei ihm nicht so gut, er konnte sich mit dieser Leichtigkeit nicht gleich anfreunden und wendete die Methode niemals allein an. Inzwischen schon eher, aber da sich seine Methode auch mit der Ursache der Erkrankung befasst, kombiniert er beides.

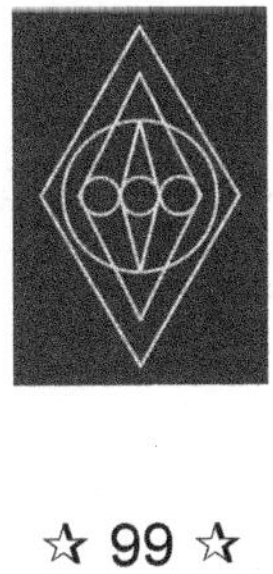

Die 12-Punkte-Methode

Einführung

Beim intensiven Lösen von Ängsten und Blockaden kam ich mit der Blitzheilung nicht immer weiter. Ich kam nicht in Kontakt mit der Seele meines Klienten, und das stimmte mich traurig. Bei einem Spaziergang mit meinen Hunden übermittelte mir Toularion eine neue Technik, die ich natürlich gleich ausprobierte. Und siehe da: Es funktionierte!

Manchmal bin ich selbst erstaunt und kann mich freuen wie ein kleines Kind. Da diese Methode sehr einfach umsetzbar ist, möchte ich sie dir gerne noch vermitteln. Auch hier erhältst du, wie bei der Blitzheilung, nur das Grundgerüst. Stimme dich auch hier vor Beginn ein, indem du Toularion um seine Führung bittest und die einzelnen Komponenten austauschst. Möchtest du dir mit dieser Methode helfen, nimm sie einfach für dich auf. Wenn du ein gutes Handy hast, müsste es auch damit gehen. Achte aber bitte darauf, dir immer genügend Zeit zwischen den einzelnen Schritten zu lassen. Das ist wichtig, damit sich jeder Schritt festigen kann.

Solltest du die Übung an Dritten ausprobieren, mache bewusst Pausen zwischen den einzelnen Schritten. Nicht jeder kann sofort umschalten und den Alltag hinter sich lassen.

Ich habe inzwischen einen Ahnenteppich von Toularion, auf dem sich die Menschen, mit denen ich arbeite, besonders schnell transformieren. Das macht es mir natürlich extrem leicht, schnellen Zugang zu meinem Klienten zu erhalten und rasch am Kernpunkt zu sein. Da die meisten Menschen im Verstand sind, werden sie länger brauchen und hinterher auch sehr erstaunt sein, dass diese Übung tatsächlich so viel verändern kann.

Ich habe sie vor längerem bei einem Vortrag demonstriert und dabei eine Bienenphobie innerhalb von 20 Minuten so reduziert, dass die Anwesenden meinten, wir hätten das gestellt. Meine Klientin an dem Tag war zwar eine Schülerin von mir, aber über ihre Phobie hatten wir noch nie vorher gesprochen.

Frage im Vorfeld, welche Blockade oder Angst gelöst werden soll, und richte das Grundgerüst darauf aus.

Zum Anfang noch der wichtigste Punkt zu dieser Übung:

BEGRENZE DICH NICHT SELBST! Grenzen setzt du nur in deinem Kopf! Es ist alles möglich. Und zwar einfach und schnell! Je stärker du im Vertrauen bist, umso schneller bist du am Ziel.

Ich schreibe die einzelnen Abschnitte so auf, wie du es für Klienten tun solltest. Nimmst du sie für dich auf, verändere sie entsprechend in der Anrede. Du bist frei in deiner Handlung. Toularion legt sehr viel Wert darauf, dass du dir dessen bewusst bist.

Es gibt keine starren Regeln – vertraue den Impulsen, die du bekommst.

Wichtig ist, dass du deinen Klienten vor Beginn darauf hinweist, dass du immer bewusst eine Zahl nennst und er bei dieser Zahl bitte die Anweisungen ausführen soll. Mache ihm bitte klar, dass er immer entscheidet, wie weit er mitgehen möchte, und dass er jederzeit aussteigen kann. Das ist für viele Menschen eine Beruhigung. Viele verwechseln solche Trancereisen mit Show-Hypnose und haben unbewusst Angst davor. Nimm dir bitte immer ausreichend Zeit, um diese Dinge in einem Vorgespräch zu klären. Wenn es deinem Klienten damit gut geht, kommt das immer auch dir zugute.

Vorbereitungen

Es empfiehlt sich, im Hintergrund leise Musik laufen zu lassen. Hier haben sich in der Praxis besonders Walgesänge oder Entspannungsmusik, die mit Wasserelementen arbeitet, bewährt. Du kannst, um eine gemütliche Atmosphäre zu schaffen, gerne eine Kerze anzünden, das ist aber nicht unbedingt notwendig. Wenn du sicherer in der Anwendung bist, hat es sich als hilfreich erwiesen, den Klienten im Stehen zu behandeln. Ungeübt wirst du aber länger brauchen, deshalb setzt euch beide bequem und entspannt hin. Achte darauf, dass du jede Störung wie Haustürklingel oder Telefonläuten vermeiden kannst.

Atme jetzt bewusst mit deinem Klienten zehnmal tief in den Bauch hinein – ein und wieder aus –, damit sich eure Energien verbinden. Tiefes Atmen ist der Zugang zur Geistigen Welt, das solltest du dir immer wieder bewusst machen. Wir alle vernachlässigen das Atmen, meistens atmen wir zu flach. Beim tiefen Atmen spürst du deutlich, wie sich dein Bauch hebt und senkt.

Sprich bitte ganz ruhig, vermeide jede Hektik und geh auf deinen Klienten ein. Wenn du merkst, dass er Tränen zurückhält, empfehle ich dir, folgenden Satz einzuflechten:

„Tränen bedeuten Reinigung und Befreiung. Du bist in einem geschützten Raum und in vollkommener Geborgenheit."

Grundsätzlich: Vermeide negativ belegte Worte sowie das Wort NICHT!

Beispiel: „Halte die Tränen nicht zurück", löst beim Klienten auf unterbewusster Ebene aus: Ich darf nicht weinen.

Beobachte dich und deine Sätze genau, wenn du deinen Klienten durch die 12-Punkte-Methode führst. Hab keine Angst, es geht dir ruckzuck in Fleisch und Blut über, und du wirst mit jedem Üben sicherer und bist schneller am gewünschten Ziel.

Weise bitte deinen Klienten vor Beginn der Sitzung darauf hin, dass es völlig unproblematisch ist, wenn er keine Bilder sieht. Wichtig ist, dass er seine Gefühle beobachtet und deine Fragen beantwortet, die du von Zeit zu Zeit stellst.

Ich spreche im Text von deinem „Höheren Selbst", damit meine ich dein Unterbewusstsein.

Es ist sinnvoll, die Antworten mitzuschreiben, damit ihr in der Nachbesprechung nochmals darauf eingehen könnt. Gerade Farben haben eine Zuordnung und eine Bedeutung. Es kann sehr spannend sein, das im Nachhinein aufzuarbeiten.

Jetzt aber zum versprochenen Grundgerüst. Ich hoffe, du hattest genug Geduld, die Vorbereitungen zu lesen.

Anmerkungen, die nicht vorgelesen werden, sind nicht kursiv und in Klammern geschrieben.

Das variable Grundgerüst der 12-Punkte-Methode

Atme siebenmal bewusst tief in deinen Bauch ein und aus. Du spürst, dass du mit jedem Atemzug deutlicher in deiner Mitte bist. Wenn du möchtest, kannst du jetzt deine Augen schließen. Mache es einfach so, wie du dich wohlfühlst. Dein Verstand ist wach, er begleitet uns als stiller Zuhörer. Bist du bereit, deinem Höheren Selbst die Führung zu überlassen, dann antworte jetzt bitte deutlich mit JA.

(Kommt an dieser Stelle ein Nein, solltest du abbrechen und deinem Klienten ausführlich das Höhere Selbst erklären. Wenn du merkst, dass ihr grundsätzlich in keinem Vertrauensgefühl zueinander seid, ist es sinnvoll, diese Methode nicht weiter anzuwenden. Nur in einem Vertrauensverhältnis auf beiden Seiten kann man offen und effektiv arbeiten.)

Bei eins spürst du, wie Toularion dein Energiefeld betritt und du dich vollkommen beschützt und getragen fühlst. Dein Körper entspannt sich, und du genießt den Einklang zwischen dir als Seele und dem menschlichen Körper. Achte einfach auf den Energiefluss in deinem Körper.

(Mache hier bitte ganz bewusst eine kurze Pause.)

Bei zwei siehst du vor deinem inneren Auge eine riesige kristalline Pyramide. Das Gebäude ist wunderschön und bringt in dir eine tiefe Erinnerung zutage, die sich wie ein schützender, warmer Mantel um dich legt. Du fühlst, dass du an deinen Urzeitwurzeln bist und genießt jede Minute dieses Anblicks.

Wenn du die Pyramide sehen kannst, antworte mir bitte hier und jetzt laut mit JA.

(Diese Frage dient nur dir, damit du erkennen kannst, wie weit dein Klient sich fallenlassen kann. Auch wenn keine Bilder kommen, der emotionale Zugang ist da, dessen kannst du dir sicher sein.)

Du spürst Toularion an deiner Seite, gemeinsam betretet ihr die Pyramide. Ich zähle jetzt langsam bis zehn, und wenn ich bei zehn angekommen bin, sagst du mir, welche Farbe du hauptsächlich wahrnehmen kannst. Achte auf deinen ersten Impuls und übermittle ihn mir sofort.

Zähle langsam bis zehn und schreibe die genannte Farbe auf.

(Wenn keine Farbe erkannt wird, beruhige deinen Klienten (in etwa so): Wenn der Farbimpuls im Moment nicht da ist, wirst du ihn während der weiteren Reise erhalten.)

Bei drei siehst du in der Pyramide eine wunderschöne kristalline Liege. Gehe ganz bewusst auf diese Liege zu und betrachte die Anordnung der Edelsteine ganz genau.

(Mache an dieser Stelle eine kleine Pause.)

Sei dir sicher, sie sind speziell für deine Bedürfnisse angeordnet worden. Möchtest du dich auf die Liege setzen oder legen? Entscheide dich, wie du dich wohler fühlst. Du kannst gerne auch beides ausprobieren.

Wenn du einen Platz gefunden hast, sage bitte laut und deutlich JA und teile mir mit, welche Position du dir ausgesucht hast.

(Bitte erneut eine Pause machen.)

Toularion und dein Schutzengel sind beide an deiner Seite und hüllen dich in ihre unendliche Liebe ein. Du spürst, wie sich dein Herzbereich weitet und warme, liebevolle Energieströme fließen. Du kannst eine tiefe Selbstliebe spüren und fühlst, wie dein ganzer Körper sich aufrichtet. Zellen, Muskeln, Knochen, Blutbahnen, Organe – alle genießen diese liebevolle Energie und regenerieren sich.

Dein Verstand zieht sich noch ein Stück weiter in die Beobachtungsposition zurück, und dein Hohes Selbst breitet sich weiter aus. Du spürst einen intensiven Zugang zu deinem Bauchgefühl und genießt die Anbindung.

Ich lasse dich einen Moment allein, damit du die intensive Regeneration deines Körpers genießen kannst.

(Schweige einen kurzen Moment und fühle, wie die Energie im Raum deutlich gestiegen ist.)

Du fühlst dich vollkommen sicher und geborgen. Toularion hält beide Hände über dich und hüllt dich in seinen türkisfarbenen Schutzkreis. Er lässt fragen, ob du hier und jetzt bereit bist, an deinen Blockaden (Ängsten) zu arbeiten. Falls ja, bitte ich dich, zu nicken.

Bei vier blickst du an die Decke der Pyramide und entdeckst eine riesige Leinwand, die halb durch einen roten Samtvorhang verdeckt ist. Ich zähle jetzt ganz langsam bis zwölf. Wenn ich bei der Zahl zwölf ankomme, öffnet sich der Vorhang ganz, und du bekommst die Ursache deiner Blockade (Angst) gezeigt. Es kann ein Erlebnis aus deinem bisherigen Leben/deiner Kindheit sein, ein Wort oder eine Stimme.

Atme tief ein und aus und schau dir an, was die Leinwand dir zu sagen hat. Toularion und dein Schutzengel halten dein Energiefeld so hoch, dass du alles auf dem Bildschirm als unbeteiligter Zuschauer wahrnimmst. Wenn dir die Informationen übermittelt werden – egal, in welcher Form –, bitte ich dich, sie deutlich an mich weiterzugeben.

(Zähle jetzt bitte ganz langsam und deutlich bis zwölf. Sollte der Klient nichts auf der Leinwand wahrnehmen, spielt das keine Rolle. Es kann durchaus sein, dass hier noch ein Schutzmechanismus verankert ist.

Teilt dir dein Klient mit, dass er nichts wahrnehmen kann, führe ihn wie folgt weiter:)

„Alles ist in bester Ordnung, du wirst die Lösung dann sicher im Schlaf oder in den nächsten drei Tagen im Kopf übermittelt bekommen. Bitte Toularion nachdrücklich darum, und er wird es dir wie gewünscht übermitteln."

Bei fünf spürst du, wie Toularion und sein Hoher Rat ein neues Energiefeld um dich herum aufbauen, das dich stärkt und gleichzeitig tief mit Mutter Erde verbindet. Alles Schwere, alle Ängste werden wie ein Magnet über die Füße nach unten ausgeleitet. Du spürst, wie du ruhiger und ruhiger wirst und mit jeder Sekunde mehr Last von dir abfällt. Dein Körper wird vollkommen leicht, und du fühlst dich sicher und bist ganz in deiner Mitte. Du schaust dich in der Pyramide um.

Bei sechs siehst du eine Trennwand, die du vorher nicht wahrgenommen hast. Du kannst nicht erkennen, was hinter dieser Wand ist, da sie aus Milchglas ist. Du betrachtest das filigrane Milchglas und entdeckst, dass es ein Muster aufweist. Was erkennst du? Die erste Eingebung ist richtig. Bitte teile sie mir jetzt mit.

Instinktiv weißt du, dass sich hinter dieser Wand ______________________ befindet.

Hier bitte zum Beispiel Spinnen, Bienen, Schlangen, Wasser, Federn, enger Fahrstuhl... einsetzen – je nachdem, um welche Angst es sich handelt.

Bei Angst vor dem Tod kannst du einen lieben Verstorbenen vor die Trennwand stellen.

(Hier musst du ganz individuell auf das jeweilige Sitzungsthema eingehen. Bereits im Vorgespräch mit deinem Klienten kannst du Toularion bitten, dir zu sagen, wer oder was sinnvoll hinter der Trennwand erscheinen soll. Auch hier ist dein erster Impuls maßgebend. Er ist noch nicht von deinem Denker, dem Gehirn, zensiert worden.)

Wenn du bereit bist, zieht sich das Milchglas zurück, aber die Trennwand bleibt trotzdem bestehen, sie ist jetzt nur aus durchsichtigem Glas. Bist du bereit dazu, dann sage bitte laut und deutlich JA.

(Kommt an dieser Stelle ein NEIN, ist es sinnvoll, die Übung abzubrechen. Du kannst folgende Worte wählen:)

„Ich akzeptiere deine Entscheidung. Tauche einfach noch einen Moment in die heilende Energie der Pyramide und genieße die neue Leichtigkeit in dir. Alles ist in bester Ordnung. Bedanke dich jetzt bei Toularion, seinem Hohen Rat und deinem Schutzengel. Gemeinsam verlassen wir jetzt die Pyramide und kommen langsam in das Hier und Jetzt zurück.

Kreise mit den Füßen, bewege deine Finger und öffne (gegebenenfalls) die Augen…“

(Achtung: Es ist sehr wichtig, den Klienten langsam zurückkommen zu lassen.)

(Erhältst du ein JA, dann setze die Übung wie folgt fort:)

Bei sieben zieht sich das Milchglas langsam zurück. Du bist geschützt durch die Scheibe und kannst in Ruhe betrachten, was dahinter ist. Emotionen dürfen an die Oberfläche kommen, aber auch wieder gehen. Schau aufmerksam hin. Du weißt, dass du sicher und geborgen bist.

Toularion nimmt dich an die Hand. Gemeinsam geht ihr ganz nahe an die Scheibe heran, und du musst unwillkürlich lächeln. Du kannst genau hinsehen und spürst Neugierde – reine Neugierde.

Du kannst hier und jetzt sehr stolz auf dich sein, denn du hast bereits einen großen Teil deiner Ängste hinter dir gelassen. Betrachte dich und lobe dich bitte selbst. Das bist du dir wert.

Atme bewusst in deinen Bauch und spüre, wie winzig klein deine Angst geworden ist. Sachte legst du eine Hand auf das Glas der Trennwand. Ist es kühl oder warm? Wie fühlt es sich an? Teile es mir bitte jetzt laut und deutlich mit.

Bist du bereit zu spüren, dass die Geistige Welt deinen Angstknoten/deine Blockade gelöst hat, und bereit, dass die Trennwand fällt? Bitte antworte mir laut und deutlich mit JA oder NEIN.

(Bei Nein kommst du zum Ende und verfährst genauso, wie oben beschrieben.)

(Gehe hier nicht in die Wertung, zweifle nicht. Du übst, mit der Zeit wirst du immer sicherer. Deine Sicherheit überträgt sich über das Unterbewusstsein auch auf deinen Klienten, und du hast es bedeutend leichter. Es stimmt wirklich, das Sprichwort: Übung macht den Meister. Vertraue Toularion und seinem Hohen Rat, und du wirst sehen, wie viel Gutes du bewirken kannst, wenn du nicht aufgibst.)

Bei acht fährt die Trennwand ganz langsam auf. Toularion ist direkt neben dir, und seine Sicherheit und Sorglosigkeit übertragen sich auf dich. Du bleibst ruhig stehen und betrachtest alles ganz spielerisch. Wenn du möchtest, kannst du einen Schritt nach vorne machen und den Gegenstand deiner

Angst auf die Hand nehmen. Das bleibt dir überlassen. Ich lasse dich jetzt einen Moment allein, und du bleibst in der Beobachterrolle.

Besinne dich auf die Kraft deines Atems und atme bewusst tief ein und aus.

Bei neun wird der Gegenstand deiner Angst/Blockade/ Phobie immer kleiner. Schließlich bleibt nur noch weißer Nebel zurück, der sich im Zeitlupentempo auflöst.

Bei zehn nimmst du dich bewusst auf der kristallinen Liege wahr. Jetzt ist an der Zeit, dich bei Toularion, seinem Hohen Rat und deinem Schutzengel zu bedanken. Nimm dir einen Moment Zeit und übermittle ihnen in Gedanken ein Dankeschön. Du löst dich von der Liege und nimmst dich stehend in der Pyramide wahr.

Bei elf entdeckst du eine Tür und gehst langsam auf sie zu. Ich zähle jetzt bis acht. Wenn ich bei acht angekommen bin, wirst du dich auf die Reise zurück ins Hier und Jetzt machen.

Bei zwölf bist du zurück im Hier und Jetzt. Du bewegst langsam deine Finger, deinen Kopf, kreist die Beine. Sanft ballst du deine Hände zu Fäusten und öffnest sie wieder. Hast du die Augen geschlossen, dann öffne sie jetzt.

Spüre ein letztes Mal in deinen Körper. Was hat sich verändert? Welche Spannungen haben sich gelöst?

Lass deinem Klienten jetzt einen Moment Zeit und bitte ihn, etwas Wasser zu trinken. Nach zwei, drei Minuten könnt ihr mit dem Nachgespräch beginnen und euch über das Erlebte austauschen. Du wirst sehen, dass diese so einfach gestrickte Übung ein unglaublich schönes Potenzial hat.

Man kann, auch wenn es unglaublich klingt, mit Hilfe der Geistigen Welt einiges ganz leicht auflösen.

Nicht immer ist deine Tagesverfassung gleich, nicht immer ist dein Klient bereit, so mitzugehen, wie du es gerne hättest. Aber es ist eine spielerische Methode, mit der du beginnen kannst, deinen eigenen Weg zu gehen.

Ich höre oft die Frage: Darf ich überhaupt ohne Ausbildung solche Dinge tun?

Gegenfrage: Welche Ausbildung kann besser sein, als auf dein Höheres Selbst und in die Geistige Welt zu vertrauen?

Wenn jeder sich an Ausbildungen und Zertifikaten festhalten würde, gäbe es niemals neue Wege.

Nimm das bitte als Denkanstoß und hinterfrage für dich, warum dir Diplome so wichtig sind.

Ich möchte damit keine Ausbildung abwerten, sondern dir Mut machen, deine Flügel auszubreiten und dich selbst zu erproben.

In dir ist so viel altes, spirituelles Wissen aus so vielen früheren Leben abgespeichert, das nur darauf wartet, in diesem Leben aktiviert zu werden.

Gib dem Forschergeist in dir Raum, und du wirst sehen, wie viele Tore sich öffnen.

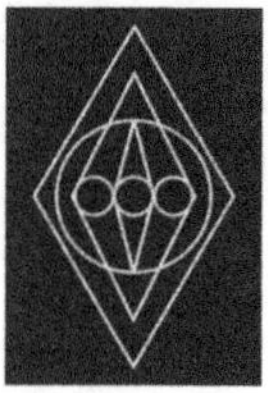

Prognose zur finanziellen Entwicklung in Mitteleuropa

Wer mich kennt, weiß, dass ich mich mit solchen Themen bisher kaum befasst habe und weit davon entfernt bin, Zukunftsängste zu schüren.

Seit Januar 2019 fällt mir jedoch immer stärker auf, wie in Einzelsitzungen konkrete Hinweise zu den Finanzen fallen.

Ich glaube, gut vorbereitet zu sein, ist die halbe Miete, um sicher aus einer Wirtschaftskrise hervorzugehen. Und wir steuern definitiv auf eine solche zu. Dafür brauchen wir noch nicht mal die EU-Länder wie Spanien, Italien und Portugal anzusehen, die nicht weniger verschuldet sind, als es Griechenland jemals war. Auch die führenden Wirtschaftsmächte wie die USA und China mit ihren überzogenen Verbraucherkrediten sind eine tickende Zeitbombe für die Währung des Euros.

Was also sind meine medialen Prognosen?

Achtung Hausbesitzer! Wenn ihr ein Haus finanziert habt und die Zinsbindung vor 2028 ausläuft, solltet Ihr DRINGEND jetzt eure Zinsbindung bis 2028 sichern. Bis dahin hat sich der Markt wieder beruhigt, denn der Immobilienmarkt wird eine Talfahrt erleben, die spätestens 2022 einsetzen wird.

Gleichzeitig werden sich die Zinsen zwischen 8 und 13 % bewegen. Sichert euch also jetzt den aktuellen Zinssatz bis 2028 und ihr seid auf der sicheren Seite, wenn es um das Nachfinanzieren geht.

2023 bis 2025 werden die ersten Banken wackeln und zwei größere Kandidaten sich vom Markt verabschieden müssen. Prüft daher bei den Banken eure Einlagesicherung!

Zum Jahresende ist bei den meisten Banken im Kleingedruckten der AGB still und leise die Höhe nach unten geschraubt worden. Gegebenenfalls verteilt auf mehrere Banken.

Das Bargeld wird leider bis 2028 abgeschafft!

Bitte haltet dagegen: Zahlt so wenig wie möglich mit Karte. Setzt euch für das Bargeld ein! Wir werden so gläsern wie noch nie werden!

Spart jetzt jeden Cent! Wer in den Zeiten der Wirtschaftskrise clever investiert, wird als Sieger hervorgehen. Wenn Aktien und Grundstücke im Keller sind, sollte man geschickt agieren. Macht euch bewusst, die Wirtschaft wird sich wieder erholen! Insbesondere der Osten von Deutschland wird blühen, da der 3D-Druck stark im Vormarsch sein wird, neue Fabriken gebaut werden und dort die Grundstückspreise günstiger sind.

Wer das Ganze mal aus wirtschaftlicher Sicht, ganz ohne Zeitprognosen, von einem Fachmann betrachtet haben möchte, sollte sich dringend das Buch „Machtbeben" von Dirk Müller (auf der Spiegelbestsellerliste) anschauen.

Wir gehen spannende Zeiten entgegen, aber wir haben dennoch das Ruder in der Hand! Für mich war interessant, dass ich vor kurzem eine Filialleiterin einer Bank in einem Vortrag sitzen hatte, die mir nach meinen Prognosen Folgendes gesagt hat:

„Uns hinter den Kulissen ist das alles sehr wohl bewusst. Ich habe mein Geld nicht mehr auf der Bank, sondern im Safe...!“

Ich weiß durchaus, dass ich hier ein heikles Thema anschneide und viele dagegenhalten werden. Doch bitte ich dich von Herzen, dich wenigstens mit dem Thema auseinanderzusetzen und so gerüstet zu sein, dass du im Sturm der Wirtschaftskrise keine Panik bekommen musst.

Wohin mit meinen Ersparnissen?

Das ist eine gute Frage, bei der auch ich sehr vorsichtig bin. Finanzexperte Dirk Müller, mein ehemaliger Nachbar, auf den ich wirklich große Stücke halte, gibt in seinem Buch „Machtbeben“ sinngemäß folgenden Hinweis:

„Wenn eine Bank untergeht, hilft auch die Einlagensicherung nicht. Die Einlage geht in die Insolvenzmasse, da wird der Endverbraucher leer ausgehen.“

Solche Sätze geben ja wirklich zu denken.

Was bleibt uns dann? Gold?

Die Frage ist wirklich, wenn Tag X kommt und du eigentlich Aktien kaufen möchtest, die gerade im Keller sind, oder ein Grundstück, das zum Schnäppchenpreis angeboten wird, wie schnell bekommst du Gold dann in Bargeld gewandelt?

Ist es die Lösung aller Lösungen, das Geld zu Hause aufzubewahren? Ehrliche Antwort von mir: Ich weiß es nicht. Auch die Geistige Welt gibt hierzu keine Auskunft, die sagt, mach es so und so...

Warum? Der Mensch hat diesen berühmten freien Willen, und manche Erfahrungen haben wir uns in den Seelenplan geschrieben. Allerdings bestätigen viele Banker, dass sie Schließfächer haben oder gar das Geld zu Hause aufbewahren. Ich denke auch hier gilt: Wer clever verteilt, ist sicherer.

Ich wäre vorsichtig bei Aktienpaketen, die eine Bank geschnürt hat. Auch wenn bisher alles gut ging, der Aktienmarkt wird eine Talfahrt hinlegen.

Mein Tipp ist wirklich, splittet auf mehrere Banken! Viele von euch haben Banker im Bekanntenkreis, redet mit ihnen unter vier Augen. Da bin ich mir sicher, dass ihr wirklich gute Tipps bekommt. Informiert euch, hinterfragt... Und Hände weg von allen Risikogeschäften, insbesondere ab 2021!

Schaut, wo diese Banken investieren. Finger weg von Banken, die übermäßig in China investiert haben. Auch hier gelten die Jahre 2022/2023 als besondere Wackeljahre. Leider darf ich mich hier nicht dazu äußern, welche Banken ich sehr kritisch sehe. Aber ich bin mir sicher, wenn ihr auf euer Bauchgefühl hört, werdet auch ihr zu einem Ergebnis kommen, das euch schützt.

Viele Bankangestellte haben mich ja auch angeschrieben und mich in meiner Meinung bestärkt, dass sich wirtschaftlich die Anzeichen für eine Bauchlandung verdichten.

Liebe Selbstständige, die sich im Mittelstand sehen, schaut, dass ihr mindestens finanziell so viele Rücklagen bilden könnt, dass ihr drei Monate alle laufende Ausgaben inklusive Personalkosten überbrücken könnt. So seid auch ihr auf der sicheren Seite. Stellt euch vor, ihr müsst in der Wirtschaftskrise eure Mitarbeiter entlassen, weil in der Zeit der Panik keine Aufträge reinkommen.

Nein, man sollte alles so aufbauen, dass man in der Ruhe agieren kann. Und immer mit dem Wissen im Hintergrund: Alles beruhigt sich.

Viele von euch Lichtarbeitern spüren dies bereits.

Dieses Gefühl, jetzt endlich mit der spirituellen Arbeit anfangen zu wollen – diese tiefe Sehnsucht liegt einfach daran, dass das Morphogenetische Feld diesen Crash schon gespeichert hat. Sensible Menschen spüren diese Unruhe und haben das Gefühl, bereit zu sein, weil sie helfen wollen. Daher kommen derzeit diese Ungeduld und Unruhe.

Aber ich sage noch einmal: Wer gut vorbereitet ist, sich mit dem Thema befasst, kann dem Tag X gelassen entgegensehen.

Übrigens höre ich momentan von vielen Bankexperten, dass sie ihr Geld in Kanada angelegt haben. Man geht definitiv davon aus, dass Kanada die Wirtschaftskrise als eines von wenigen Ländern gut übersteht.

Ich kann nur die Zeichen aus der Geistigen Welt weitergeben und bin kein FINANZEXPERTE!

Auch das solltest DU wissen.

Von Herz zu Herz,
Eure Silke

Eine ganz besondere Danksagung

Diese Danksagung widme ich zuerst allen Lesern des kleinen Toularion Buches, all euren Zuschriften und all eurer Liebe zu Toularion.

Ihr habt ihn mit in die Welt getragen, für seine Verbreitung gesorgt. Danke euch von Herzen.

Das nächste, intensive Dankeschön gilt all den Menschen mit denen mich eine Freundschaft verbunden hat, die im Konflikt auseinander ging und mich heute oft noch traurig werden lässt. Egal wie, ich stelle immer wieder fest, dass ich in meinem Herzen Liebe für euch alle spüre und dankbar bin, dass ihr euch für diese Seelenaufgabe in Verbindung mit mir bereit erklärt habt. Oft denke ich darüber nach, wie sich unsere Wege trennen konnten, wo wir doch alle so spirituell sind.

Und langsam verstehe ich, dass wir tatsächlich aneinander wachsen. Ich nehme euch hier alle bewusst in den Arm und sage euch, dass ihr immer in meinem Herzen sein werdet. Gerne würde ich genau hier an dieser Stelle fünf Namen aufschreiben. Da mir aber bewusst ist, dass das Ganze dünnes Eis ist, möchte ich euch an dieser Stelle wissen lassen, dass ich euch vermisse.

Danke auch meiner gesamten Familie, meinen Freunde, all meinen Schülern und der wunderbaren Mara Ordemann (die beste Verlegerin, die man/Frau haben kann).

Über die Autorin

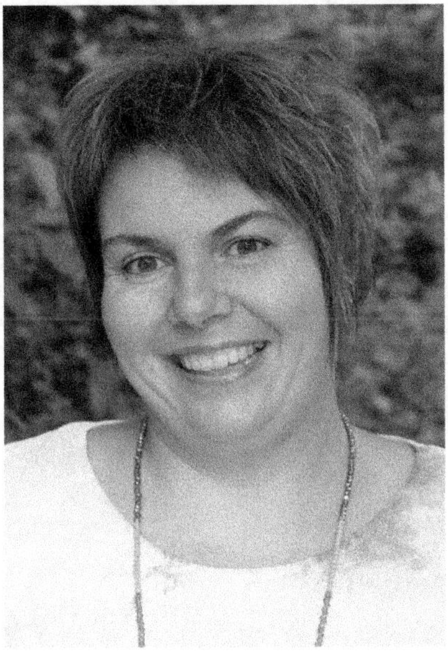

Silke Wagner wurde 1973 geboren. Durch eine Lebenskrise 2009 kam sie nach langer Pause wieder mit ihrer Spiritualität in Kontakt. Das geschah so intensiv, dass Silke 2011 ihre Berufung zum Beruf machte. Fast gleichzeitig mit dem „Ja" zur Berufung trat die Atlantisenergie in ihr Leben und begeistert sie noch heute. Sie gibt ihr Wissen in zahlreichen Vorträgen, Workshops und Seminaren weiter und erfüllte sich mit der Eröffnung ihrer spirituellen Buchhandlung Zauberwolke in Neustadt/Weinstraße einen Traum.

www.die-zauberwolke.de

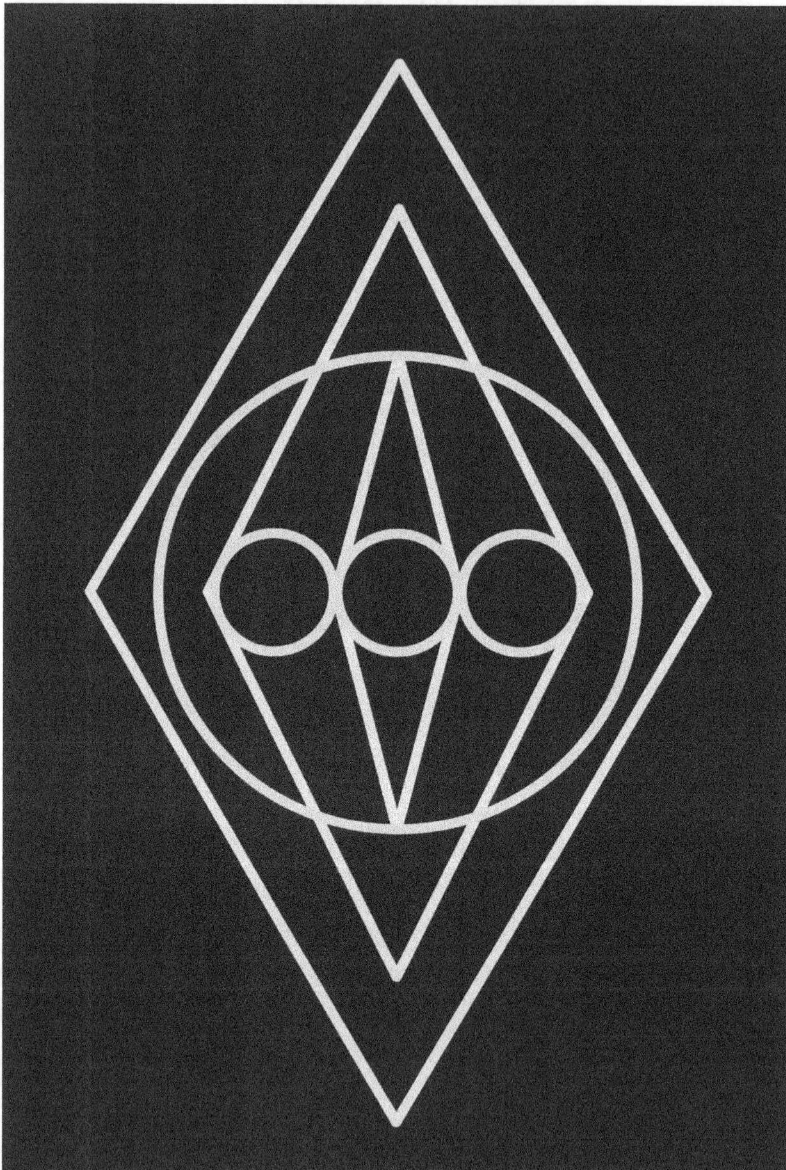

Symbol des lichten Atlantis

Die drei Rauten stellen jeweils die Pyramide von Poseidonis dar. Die innerste Pyramide umgibt uns, jeden einzelnen Menschen. Die zweite Pyramide ist um die erste und ist eine veränderliche Form. Das heißt, sie umfasst immer den Raum oder die Menschen, die Gruppe, die Orte, mit denen wir verbunden sind und worauf wir uns ausrichten. Die dritte Raute umgibt die beiden anderen und ist so groß, dass sie die ganze Erde in sich birgt. Die atlantischen Energien erschaffen die Basis, auf der der Aufstieg stattfindet.

Er hat drei Ebenen: eine individuell-persönliche, eine kollektiv-globale und eine kosmisch-universelle. Dafür stehen die drei Formen. Der innerste Kreis ist das ICH bzw. der einzelne Mensch, die beiden Kreise links und rechts von ihm, stellen das DU dar, die Gruppe, das Außen bzw. den äußeren Raum, der große Kreis ist das WIR, die gesamte Erde. Wenn das Zeichen visualisiert oder aufgelegt wird, transportiert es die oben erwähnten Energien. Es erschafft einen Fokus des geheilten Atlantis und lässt somit den neuen Morgen erstrahlen und baut ihn auf.

Buchempfehlungen

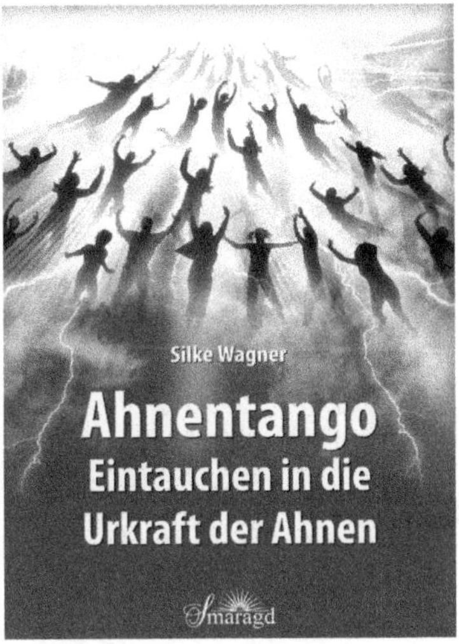

Silke Wagner

Ahnentango – Eintauchen in die Urkraft der Ahnen

248 Seiten, A5, broschiert

ISBN 978-3-95531-187-2

Ahnen – wir ahnen etwas!

Wie nah sich diese Worte doch sind!

Ahnenarbeit ist ein wichtiger Baustein, um im Leben vorwärtszukommen.

Unsere Vorfahren haben uns geprägt, aber wir haben vergessen, dass ihr Leben ein bedeutsamer Schlüssel für unser eigenes Leben ist. So tragen wir unter anderem unbewusste Ängste, Beziehungsmuster, finanzielle Probleme von unseren Ahnen auf unseren Schultern, die sich belastend auf uns und unseren Alltag auswirken können.

In „Ahnentango" vereinen sich zahlreiche, zum Teil sehr berührende, Fallbeispiele und Übungen aus der jahrelangen praktischen Arbeit der Autorin mit Ahnenaufstellungen, die zu zahlreichen AHA-Erlebnissen und einem bewussten Umgang mit diesem sensiblen Thema führen. Wir alle sind eingeladen, uns mit den Ahnen zu verbinden, Altes aufzulösen und unseren Frieden mit ihnen zu machen.

Bist du bereit?

Mit einem Vorwort von Martin Zoller!

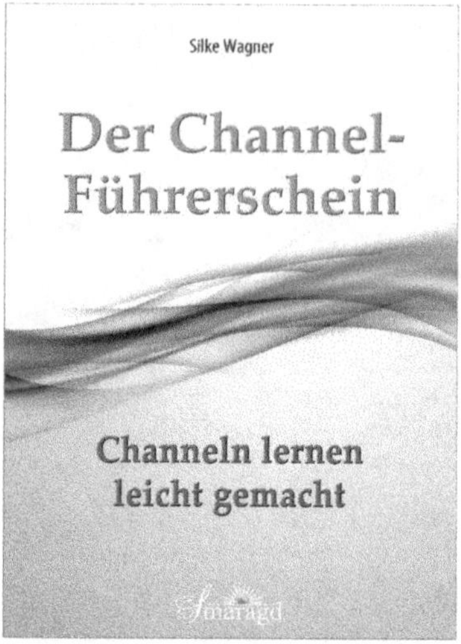

Silke Wagner
Der Channel-Führerschein
152 Seiten, A5, broschiert
ISBN 978-3-95531-127-8

1000-mal meditiert, 1000-mal ist nichts passiert?

Jeder ist früher oder später an dem Punkt, an dem er sich seiner eigenen Medialität bewusst wird. Aber wie trainiert man diese? Was tun, wenn einen die Meditation nicht weiterbringt?

Die Autorin verrät hier praktische Übungen, die sie mit ihren zahlreichen Schülern in etlichen Seminaren erprobt hat, und gibt dazu Tipps und Tricks für eine einfache Anwendung.

Dieses Buch hebt sich wohltuend von anderen Channel-Büchern ab, da kein Geheimnis mehr um die Praxis gemacht wird. Nicht nur interessant für Anfänger, sondern auch für Übungsgruppen und Seminarleiter.

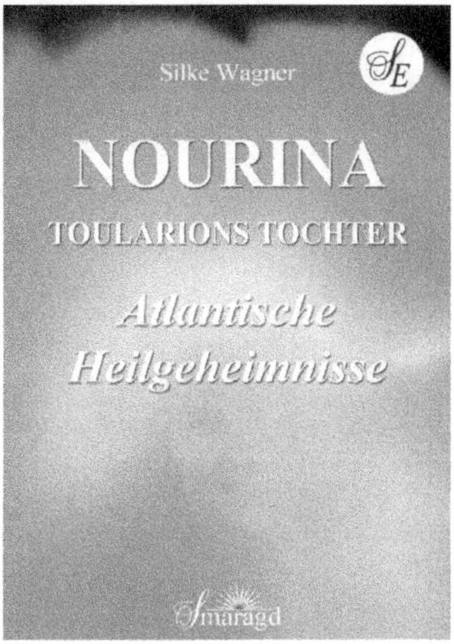

Silke Wagner

NOURINA – Toularions Tochter

Atlantische Heilgeheimnisse

80 Seiten, broschiert, Small Edition

ISBN 978-3-95531-162-9

Endlich! Toularion und der Hohe Rat von Atlantis sind wieder in Erscheinung getreten, dieses Mal mit Verstärkung von Nourina, Toularions Tochter.

Es ist an der Zeit, dass die helle, klare und liebevolle Linie aus Atlantis uns alle ein Stück durch diese heftige Zeit trägt, in der wir alle extrem durch Höhen und Tiefen gehen. Wichtig ist, dass wir uns positiv ausrichten, und genau dabei hilft uns das alte atlantische Wissen ungemein.

Nourina stellt die Heilung von Krankheiten und Ängsten in den Vordergrund. Die Übungen sind gut verständlich und im Alltag leicht umsetzbar.

Auch wenn uns die Welt da draußen manchmal an unsere Grenzen bringt: Jeder Lichtpunkt, den wir setzen, hinterlässt energetisch seine Spuren.

Lasst es uns anpacken, lasst unser Licht gemeinsam leuchten!

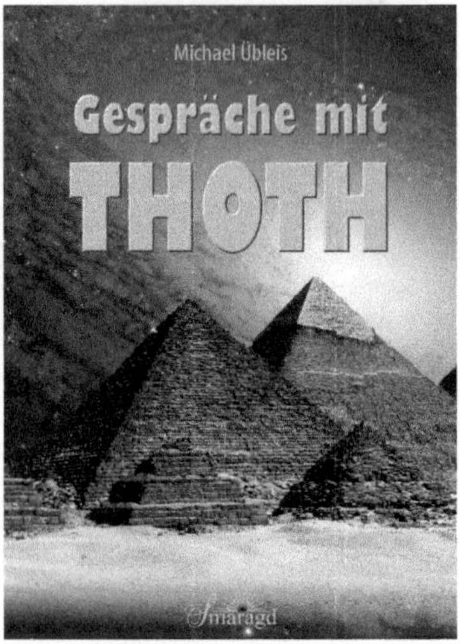

Michael Übleis
Gespräche mit Thoth
144 Seiten, A5, broschiert
ISBN 978-3-95531-184-1

Thoth, Meister der Meister, erläutert in diesem Buch den 10.000 Jahresplan, den er mit den anderen Aufgestiegenen Meistern seit dem Untergang von Atlantis verfolgt hat, um die Menschheit zurück zu alter Größe zu führen.

Er schildert die Konstruktion des Atlantis-Gitternetzwerks, das uns nunmehr zur Verfügung steht, um alte Verfahren und Technologien wiederentdecken zu können. Zudem interpretiert er wichtige Passagen seiner berühmten Smaragdtafeln für die momentane Zeit neu und lässt uns an einem Blick in die Zukunft teilhaben und welche erfreulichen Entwicklungen uns unmittelbar bevorstehen.

Abschließend gibt er uns eine Reihe von Meditationen an die Hand, die er für die praktische Anwendung des Atlantis-Gitternetzes übermittelt hat.